DE L'ANTISEPSIE

APPLIQUÉE AU

TRAITEMENT DES AFFECTIONS PARASITAIRES

DE LA BOUCHE ET DES DENTS

ROLE DES MICRO-ORGANISMES DANS CES AFFECTIONS

PAR

Le Dr Théodore THOMAS

Ancien interne en médecine et en chirurgie des hôpitaux de Paris

PARIS

G. STEINHEIL, ÉDITEUR

2, RUE CASIMIR-DELAVIGNE, 2

1891

DE L'ANTISEPSIE

APPLIQUÉE AU

TRAITEMENT DES AFFECTIONS PARASITAIRES

DE LA BOUCHE ET DES DENTS

ROLE DES MICRO-ORGANISMES DANS CES AFFECTIONS

DE L'ANTISEPSIE

APPLIQUÉE AU

TRAITEMENT DES AFFECTIONS PARASITAIRES

DE LA BOUCHE ET DES DENTS

ROLE DES MICRO-ORGANISMES DANS CES AFFECTIONS

INTRODUCTION

Après avoir été longtemps négligée, l'étude de la bouche a pris dans ces dernières années une importance considérable.

On savait depuis longtemps qu'elle est habitée par de nombreux organismes microscopiques : l'honneur de cette découverte revient tout entier à Leeuwenhoek qui décrivit en 1683 toute une série d'*animalcules* dans le tartre dentaire.

Il les accusait déjà de produire la fétidité de l'haleine, mais il était loin de soupçonner le rôle immense qu'on devait faire jouer, deux cents ans plus tard, dans la production des maladies, à ce monde des infiniment petits dont il a vu le premier quelques espèces.

C'est à la suite des découvertes de Pasteur, dans cet élan merveilleux qui a poussé les esprits vers l'étude des micro-organismes, que les bactéries de la bouche ont été l'objet de nombreux travaux dont quelques-uns ont une importance capitale.

Un bon nombre d'espèces ont été isolées ; le pouvoir pathogénique spécifique de certaines d'entre elles a été mis hors de doute de sorte que, malgré bien des lacunes qui restent encore à combler, il se dégage de l'ensemble déjà très imposant de ces recherches, la démonstration formelle du rôle prépondérant ou exclusif joué par certains parasites, habitants ordinaires de la cavité buccale, dans la production de nombreuses maladies, non seulement maladies de la bouche, mais maladies d'organes voisins ou éloignés et maladies générales (pneumonies, méningites, pyohémie, etc.).

Cette conception étiologique nouvelle entraîne nécessairement à sa suite une thérapeutique nouvelle. C'est à l'étiologie parasitaire des principales affections de la bouche et des dents et à la thérapeutique rationnelle qui en découle que nous avons consacré cette étude. Nous disons affections principales, car s'il nous avait fallu passer en revue toutes les manifestations buccales des diverses maladies, cela nous eût entraîné trop loin : nous nous sommes donc borné aux affections qui ont la bouche pour siège principal ou exclusif, éliminant comme ne lui appartenant pas en propre, les localisations buccales accidentelles des maladies infectieuses telles que tuberculose, syphilis, diphtérie, etc.

Ainsi restreint, le cadre est cependant encore assez vaste et nous n'avons pas la prétention de l'avoir rempli complètement. Si nous avons réussi à mettre en évidence l'influence capitale des micro-organismes dans les affections qui font l'objet de cette étude et à démontrer la nécessité de l'antisepsie comme traitement préventif et curatif de ces affections, notre but sera rempli.

Avant d'entrer dans notre sujet, il est de notre devoir de

remercier les maîtres qui nous ont dirigé dans les hôpitaux, MM. B. Anger, Monod, Deny, G. Marchant, M. Sée, Juhel-Renoy, Porak, J. Simon.

Nous tenons tout particulièrement à exprimer notre respectueuse reconnaissance à MM. Gérard Marchant pour les marques de très vive sympathie qu'il nous a données, J.-Renoy pour ses excellentes leçons et son affectueuse et constante bienveillance. J. Simon pour les précieux conseils qu'il nous a prodigués et l'intérêt qu'il n'a cessé de nous témoigner.

M. le Dr Cruet nous a donné l'idée de cette thèse et a bien voulu y ajouter quelques excellents conseils, nous lui en sommes fort reconnaissant. M. le Dr Ferrier a droit aussi à nos très vifs remerciements pour la bienveillance avec laquelle il nous a fait part de son expérience.

Enfin nous prions M. le professeur Tillaux, qui a été notre premier maître en chirurgie, d'agréer nos remerciements pour ses anciennes et si utiles leçons et pour l'honneur qu'il nous fait aujourd'hui en acceptant la présidence de cette thèse.

CHAPITRE PREMIER

Bactéries de la bouche.

Après la découverte de Leeuwenhoek, de nombreux auteurs s'occupèrent des micro-organismes de la bouche mais uniquement au point de vue morphologique. L'un de ces parasites, en raison de ses dimensions, de la facilité avec laquelle on le trouve dans le tartre dentaire, l'enduit lingual, la cavité des dents cariées, attira surtout l'attention : c'est le leptothrix buccalis. D'après les travaux de Robin qui eurent un grand retentissement, le leptothrix était essentiellement polymorphe et c'était lui seul qui, sous différentes formes se trouvait répandu dans l'organisme animal. Robin n'a pas été le seul à faire jouer un rôle prépondérant au leptothrix. Leber et Rottenstein en firent le parasite de la carie et tout récemment encore Atkinson (de New-York) lui attribuait la formation du tartre.

Après Robin, vinrent les importantes monographies de Rappin (1881) et Rasmussen (1883).

En 1881 Pasteur découvrit dans la salive d'un enfant mort de la rage le microbe de la septicémie salivaire qui, quelques années plus tard, fut reconnu comme l'agent spécifique de la pneumonie (Talamon 1883, Fraenkel 1885, Weichselbaum, Netter, etc.).

Dès 1882, puis en 1884 et 1885, Miller (de Berlin), publia ses recherches sur les microbes de la carie.

Rosenbach décrivit en 1884 un micro-organisme saprogène

qui serait la cause de la fétidité des amas caséeux de l'amygdale.

En 1886, paraît l'important mémoire de Vignal et la même année Blake trouve dans la salive le streptocoque et les deux staphylocoques aureus et albus.

Biondi, en 1887, isole de la salive de cinquante sujets cinq microbes pathogènes pour les animaux.

Enfin, en 1889, Galippe et Vignal font connaître les résultats de leurs recherches faites en commun sur les micro-organismes de la carie dentaire.

De ces travaux qui sont les plus importants, et de beaucoup d'autres, il résulte que les espèces parasitaires qui pullulent dans la bouche sont extrêmement nombreuses. Vignal en a isolé une vingtaine par la méthode des cultures sur plaques, mais en s'entourant de précautions minutieuses de façon à éviter autant que possible le mélange de bactéries accidentelles avec les parasites vrais de la bouche. Miller qui n'a pas pris les mêmes soins évalue à cent environ le nombre des espèces différentes qu'il a rencontrées.

Cette énorme abondance de micro-organismes s'explique aisément par la situation et les fonctions de la cavité buccale. Les bactéries, en effet, sont apportées par l'air extérieur, les aliments et les boissons : chaque inspiration, chaque déglutition d'aliments laisse sur la muqueuse une certaine quantité de microbes; or, ceux-ci trouvent dans la cavité buccale un ensemble de conditions très favorables à leur développement : une température élevée, un liquide suffisamment nutritif (salive mêlée aux débris alimentaires et aux produits de desquamation incessante de l'épithélium buccal), de nombreuses anfractuosités où le cantonnement et la colonisation sont des plus faciles (interstices dentaires, sertissure des dents, sillons de la muqueuse, cryptes amygdaliennes).

Parmi les microbes ainsi introduits dans la cavité buccale, les uns ne font qu'y passer pour descendre soit dans les bronches, soit dans l'estomac, les autres s'y acclimatent, s'y perpétuent et s'adaptent si bien à leur nouveau milieu, qu'ils y vivent indéfiniment et qu'on les rencontre dans la bouche de tous les sujets.

Au point de vue de leurs propriétés, ces micro-organismes appartiennent à deux classes bien différentes : les uns sont des microbes sans aucune action nuisible, *non pathogènes*, remplissant au contraire un rôle physiologique dans la digestion ; les autres sont éminemment *pathogènes*, mais ils peuvent rester fort longtemps inoffensifs en l'absence des conditions qui favorisent la mise en activité de leur virulence.

Nous dirons d'abord quelques mots des premiers en raison de leur importance physiologique.

Microbes non pathogènes.

Certains d'entre eux sont d'ordre banal, on les rencontre partout dans l'atmosphère (bacillus subtilis, bacterium termo, bacille de la pomme de terre) ; d'autres sont spéciaux à la bouche comme le leptothrix ; d'autres enfin n'ont été vus que rarement encore et leur histoire est très incomplète (Vignal).

Le *bacillus subtilis* (bacille de la viande, bacille du foin) se rencontre dans toutes les infusions de matières en décomposition ; il est très répandu : on le trouve dans l'eau, l'air, la poussière, à la surface des plantes, des graminées (foin) ; il ne manque donc pas de véhicules pour pénétrer dans la bouche ; il est extrêmement résistant et n'est tué qu'à une température de 115° ; il se développe très bien en milieu acide (bouillon additionné de 1/2000 d'acide chlorhydrique).

Il dissout l'albumine coagulée et la transforme en peptone, il a donc une action digestive.

Le *bacterium termo* est un microbe non moins banal et non moins répandu que le précédent : son rôle et l'importance de son action dans les transformations chimiques ont été établis par Pasteur, c'est l'*agent principal, véritable de la putréfaction*. On comprend que le mucus dentaire et buccal soit un milieu favorable à son développement; il est une des causes principales de la fétidité de l'haleine.

Le *bacille de la pomme de terre* (b. mesentericus vulgatus) a été trouvé par Vignal.

Le *bacillus amylobacter* se trouve dans la bouche sur les résidus alimentaires qui lui servent de réceptacle; on le rencontre surtout dans les détritus cachés entre les interstices dentaires.

Il produit la *fermentation butyrique;* cette propriété est importante à relever au point de vue du rôle qu'il peut remplir dans le 1er stade de la carie dentaire.

Le *vibrio rugula* se trouve toujours en grand nombre dans les mucosités qui entourent les dents, et se développe au fond des bouillons ensemencés avec du *tartre*. Son action physiologique et pathologique n'a pas encore été étudiée, mais on s'accorde à lui faire jouer un certain rôle dans les *fermentations putrides* (ses cultures dégagent une odeur très fétide avec gaz).

Les *spirilles* sont faciles à observer. Verneuil et Clado en ont trouvé dans des abcès en communication avec la cavité buccale (pus des adénites cervicales) et leur ont attribué des propriétés phlogogènes plus accentuées que celles des autres microbes de la suppuration, ce qui expliquerait, d'après eux, la malignité des abcès sus-hyoïdiens d'origine buccale par comparaison avec celle des adénites du triangle sus-claviculaire, de l'aine, de l'aisselle, etc.

M. Cornil pense qu'on n'est pas autorisé à tirer cette conclusion : les spirilles n'étaient pas seules dans ces abcès et la gravité des cas dont parlent Verneuil et Clado ne prouve qu'une chose, c'est que les microbes de la bouche, surtout des dents cariées, sont très pathogènes, ce que l'on savait déjà depuis longtemps.

Le *spirochete denticola* est le seul que Vignal n'ait pu cultiver. On le trouve non seulement dans le *tartre* qui est son lieu de prédilection mais sur tous les autres points de la bouche y compris la surface de la langue.

Le *Bacillus tremulus*, microbe des liquides en décomposition, a été trouvé par Rappin en grande quantité dans la bouche.

Le *leptothrix* ne fait jamais défaut dans la bouche de l'homme et des carnivores : Zopf et Miller l'ont retrouvé sur les dents de momies égyptiennes.

C'est le plus grand micro-organisme du tube digestif.

Il habite, dans la bouche, la face dorsale de la langue sur les cellules épithéliales de laquelle il s'implante ; il est englobé dans l'enduit buccal, se trouve dans le tartre, dans le mucus limoneux qui adhère aux dents, principalement dans les anfractuosités gingivo-dentaires.

Leber et Rottenstein, nous l'avons dit, ont voulu lui faire jouer un rôle spécifique dans la production de la carie, mais sa présence dans les dents cariées n'est que secondaire.

Weigert l'a trouvé dans un abcès clos de la langue.

Outre ces micro-organismes, Vignal en a trouvé dans le *tartre* et l'enduit buccal toute une série qui n'avaient pas été isolés avant lui, sauf deux peut-être, et qu'il a désignés par des lettres de l'alphabet, ne voulant pas préjuger de leur nature.

A. *Coccus* déjà rencontré par Escherich dans les matières fécales d'enfants nourris seulement avec le lait maternel.

Peut-être est-ce le même que Miller a désigné par la lettre S.

Son diamètre oscille entre 0 μ 5 et 0 μ 7.

Le plus souvent il est isolé ou en groupes sans régularité, rarement en chaînes.

Il liquéfie très lentement la gélatine (caractéristique).

Il cultive très bien dans le bouillon additionné de 1/2000 d'acide chlorhydrique.

Pour Vignal c'est l'agent pathogène de la *langue noire*.

B. *Bacille* assez gros, de longueur variable, 1 μ 5 à 6 μ 5.

Rectiligne, à extrémités carrées, parfois en chaînettes.

Il cultive dans le bouillon acidifié.

Il présente plus d'une analogie avec le *bacterium lineola*.

C. Petit *bâtonnet* court et trapu, long de 1 μ 2 à 1 μ 4, coupé carrément aux extrémités ; il sécrète autour de lui une substance visqueuse très adhérente ; Vignal se demande si ce n'est pas le *bacillus alvei* décrit par Cheshire et Watson Cheyne.

Il se développe lentement dans le bouillon acidifié à 1/2000.

D. *Bacille* court et trapu, dimensions 0 μ 65 à 2 μ suivant le terrain de culture. Rectiligne et un peu arrondi aux extrémités.

Il se développe mal dans le bouillon acidifié.

E. *Bâtonnet* rectiligne à extrémités arrondies de 1 à 3 μ de longueur ; les cultures dégagent une odeur infecte se rapprochant de celle dégagée par le *pyogenes fœtidus*, de Passet. Il liquéfie rapidement la gélatine. Il forme une membrane jaunâtre alvéolaire à la surface du bouillon acidifié. Il ressemble au *bacterium termo* par ses dimensions et ses cultures en gélatine, mais il en diffère par quelques points.

Vignal se demande si ce n'est pas le *bacillus ulna* de Cohn.

Peut-être est-il le même que le microbe γ de Miller qui liquéfie très rapidement la gélatine.

F. *Bacille* à extrémités arrondies, long de 0 μ 8 à 2 μ 4 suivant le milieu de culture. Il forme rapidement des chaînettes.

Il se développe mal dans le bouillon acidifié.

G. Petit *bâtonnet* extrêmement court, diamètre 0 μ 5 à 1 μ 5 Rectiligne, arrondi à ses extrémités.

Il communique une couleur jaune aux cultures; sur gélose ses cultures sont d'un beau jaune d'or.

Il se développe très mal dans le bouillon acidifié.

Vignal ne croit pas que ce soit le *bacillus Hansenii* (Rasmussen) qui est également *chromogène* mais beaucoup plus grand.

H. C'est un *bâtonnet* dont les dimensions varient de 0 μ 7 à 2 μ suivant les milieux. Parfois étranglé en son milieu à la façon de biscuits accolés.

Il se développe très mal dans le bouillon acidifié à 1/2000.

I. *Bâtonnet*. Longueur 0 μ 7 à 1 μ 7, coupé carrément à ses extrémités, un peu courbé en arc.

Il se développe très mal dans le bouillon acidifié.

J. *Bâtonnet*, 1 μ 4 à 3 μ, coupé carrément à ses deux extrémités ; il est formé souvent de deux articles associés bout à bout et formant entre eux un angle plus ou moins ouvert.

Il se développe très mal dans le bouillon acidifié.

K. Petit microbe, souvent en diplocoque, quelquefois disposé par quatre. Diamètre 0 μ 75 à 1 μ. Vignal l'a trouvé constamment dans sa salive.

Il se développe très mal dans le bouillon acidifié à 1/2000.

Miller a décrit aussi quelques microbes *chromogènes* donnant des cultures vertes ou jaunes et il a étudié les rapports que pouvaient avoir ces microbes avec la coloration de la dentine cariée. Ces bactéries ne colorant pas les milieux où on les cultive, Miller en tire cette conclusion : que la dentine cariée doit sa couleur à la décomposition organique qui se produit dans les tissus mortifiés par les progrès de la carie, et la preuve c'est que cette couleur ne se produit que dans des caries vieilles et n'existe pas dans les caries récentes ; peut-être aussi faut-il faire intervenir dans la coloration des parois des cavités la formation d'un sulfure ou d'un oxyde de fer sous l'influence de la carie.

Miller dans son livre récent (1889) decrit encore l'*Iodococcus vaginatus*, abondant dans les bouches malpropres, formant des chaînettes de 4 à 10 anneaux, rarement plus, avec capsule non colorable : les anneaux paraissent aplatis ou quadrilatères (tétrades).

Role physiologique des microbes non pathogènes. — Les micro-organismes que nous venons d'énumérer jouent un rôle considérable dans la *digestion* (Pasteur).

Ils agissent, soit directement dans la cavité buccale, soit dans l'estomac et l'intestin, lorsqu'ils ont été entraînés par les aliments dans ces parties du tube digestif.

Les microbes agissent certainement dans la digestion salivaire ; des fermentations se produisent constamment dans la bouche, la fétidité de l'haleine d'origine microbienne est due à quelques-unes de ces fermentations.

Dans l'estomac, leur action est aussi évidente. Le *Bacillus amylobacter*, d'après Van Tieghem, aurait pour fonction, après son arrivée dans l'estomac, de transformer la cellulose des plantes en substance assimilable.

Vignal a publié le commencement de recherches expérimentales qu'il a instituées dans le but de montrer le rôle des micro-organismes dans la digestion. Il a essayé sur un certain nombre de substances alimentaires les dix-neuf espèces de micro-organismes isolés par lui dans la bouche.

Parmi ces micro-organismes, sept dissolvent l'albumine cuite, cinq la gonflent ou la rendent transparente ; dix dissolvent la fibrine, quatre la rendent transparente ou la gonflent ;

neuf dissolvent le gluten ; trois transforment l'amidon mais un seul agit avec un peu d'énergie, un autre paraît vivre à ses dépens mais sans le transformer ; sept coagulent le lait, six dissolvent la caséine, neuf transforment la lactose en acide lactique, sept intervertissent le sucre de canne, sept font fermenter la glycose et la transforment partiellement en alcool : toutes ces actions sont plus ou moins énergiques.

Parmi ces micro-organismes, six résistent plus de 24 heures à l'action du suc gastrique à 36°-37°, que la culture soit récente ou vieille avec des spores ; cinq résistent plus de deux heures à son action lorsque la culture est récente et plus de 24 heures lorsqu'elle contient des spores ; deux autres résistent seulement une heure lorsque la culture est récente et les spores d'un de ceux-ci, 24 heures, celles de l'autre seulement six heures ; les cinq derniers ne résistent pas 1/2 heure à son action, que la culture soit récente ou ancienne.

M. Vignal dit, de plus, avoir retrouvé 6 des micro-organismes de la bouche dans les matières fécales.

Pour mieux se placer dans les conditions ordinaires de la digestion, Vignal au lieu d'inoculer ses ballons contenant diverses substances nutritives avec des microbes isolés, les a ensemencés directement avec du tartre dentaire et de l'enduit lingual.

« L'attaque des substances contenues dans ces ballons fut très énergique au début mais dès le troisième jour, souvent même dès le second, il se produisait un arrêt persistant. Il faut se garder d'en conclure que les micro-organismes de la bouche mélangés n'ont aucune action sur les aliments, car dans les conditions physiologiques ordinaires les muqueuses absorbent les matières qui ne peuvent l'être par des parois de verre ».

Miller, étudiant de son côté cette question des fermentations buccales, dit que les hydrates de carbone donnent naissance, sous l'influence de divers microbes, aux fermentations suivantes :

1° *Fermentation de l'acide lactique.* — Elle peut se produire sous l'influence de nombreux micro-organismes différents. Quelques-uns des parasites de la carie isolés par Galippe et Vignal donnent naissance à de l'acide lactique comme nous le verrons. L'agent principal de la fermentation lactique paraît être le bacille de Hueppe, *bacillus acidi lactici :* il n'est pas établi qu'il se trouve constamment dans la bouche, mais Miller a isolé plusieurs fois un bacille qui lui ressemble de tous points.

2° *Fermentation de la mannite.* — Elle est produite par un petit micrococcus (micrococcus viscosus) ; les liquides soumis à la fermentation deviennent épais et peuvent se tirer en fil.

Une fermentation semblable a été observée par Blake sous l'action de différents microbes buccaux dans des solutions sucrées. Un coccus apparaissant en chaînettes dans l'extrait de viande contenant 2 0/0 de sucre, gélatinisa le liquide en 24 heures si bien qu'on pouvait renverser le bocal.

Cette fermentation, d'après Blake, est la cause de l'enduit saburral qui se dépose sur la langue et les dents, particulièrement chez les fiévreux.

3° *Fermentation de la dextrine.* — Elle a pour agent un micrococcus, le leuconostoc mesenteroïdes.

4° *Fermentation de l'acide butyrique.* — Il est très probable que plusieurs bacilles amènent cette fermentation, ils paraissent en grande partie anaérobies. On l'attribuait autrefois à un seul micro-organisme, le bacillus butyricus (Praszmowski), clostridium butyricum ou vibrion butyrique de Pasteur.

On peut considérer l'acide butyrique dans les fermentations buccales comme un produit auxiliaire de la fermentation de l'acide lactique.

Pour résumer ce qui a trait à ces microbes non pathogènes,

nous dirons qu'ils jouent un rôle des plus importants dans la digestion et par conséquent dans la nutrition. Il y a longtemps que Pasteur a dit que la digestion était impossible sans microbes ; les observations récentes viennent confirmer son opinion.

Mais il est un autre fait sur lequel il convient d'insister en raison de son importance dans le premier stade de la carie, c'est l'existence des fermentations acides microbiennes dans la bouche : dans les conditions normales, la salive alcaline neutralise les produits acides des micro-organismes, mais dans les états pathologiques (dans la fièvre typhoïde par exemple), où la sécrétion salivaire est diminuée, et même le matin à l'état sain, avant que la salive n'ait coulé un peu abondamment, le papier de tournesol appliqué directement sur l'enduit buccal ou dentaire accuse une réaction acide plus ou moins franche (Rappin). On comprend que dans les interstices dentaires serrés, dans les sillons profonds de la face triturante des molaires, etc., où la salive ne peut pénétrer que difficilement quand ces espaces étroits sont comblés par des détritus alimentaires, la fermentation acide se produisant à l'état continu amène progressivement l'usure, la fonte de l'émail et mettant à découvert la dentine, permette aux microbes spécifiques de la carie de pénétrer dans les canalicules.

Nous verrons plus loin le rôle attribué à ces micro-organismes dans la formation du tartre.

Microbes pathogènes.

Il n'existe, dit Netter, aucun foyer intrinsèque de la même importance que la bouche et par la qualité des microbes qu'il renferme et par la situation qu'il leur fournit : placée en effet au point d'entre-croisement des voies les plus fréquentées, la bouche est en communication par le larynx, la trachée, les bronches avec les poumons ; par l'œsophage elle a accès au tube digestif, aux viscères abdominaux ; par la trompe d'Eustache elle se continue avec l'oreille moyenne et de l'oreille moyenne ses parasites peuvent arriver jusqu'au cerveau, ils y parviennent aussi quelquefois par une autre voie, en suivant les fosses nasales et la lame criblée de l'ethmoïde.

Aussi la bouche est-elle le point de départ de la plupart des infections qui envahissent les organes en communication directe ou indirecte avec elle.

Il y a longtemps que l'action pathogène de la salive est connue ; on sait aussi quelle est la gravité des blessures faites avec un instrument ayant servi dans une bouche malpropre (Miller) ou venant de nettoyer une dent cariée ; ces blessures sont suivies de lymphangite, de phlegmon grave, parfois de pyohémie ou de septicémie.

La première démonstration expérimentale de l'action pathogène de la salive fut faite par Pasteur en 1881, le microbe de la septicémie salivaire ainsi isolé n'était autre que le pneumocoque.

Les travaux multipliés qui ont été entrepris depuis cette époque dans la même direction, ont démontré que presque tous les microbes de la pathologie humaine séjournent ou peuvent séjourner dans la bouche, que la carie, le tartre, les calculs salivaires, la pyorrhée alvéolaire, les angines, les amygdalites, les stomatites, les otites, la diphtérie, l'érysipèle de la face ont pour origine les micro-organismes habitant la cavité buccale, que ces mêmes micro-organismes peuvent envahir des organes plus éloignés, donner lieu à des pneumonies, des gangrènes pulmonaires, des méningites et même produire l'intoxication généralisée.

Il importe donc au plus haut point de connaître ces micro-organismes afin de pouvoir lutter efficacement contre eux.

On peut les diviser en deux classes :

1° Ceux qui agissent *localement* sur la muqueuse bucco-pharyngienne ou sur l'appareil dentaire (stomatites, carie, gingivite arthro-dentaire infectieuse, gangrène de la bouche, etc.).

2° Ceux qui agissent à *distance* (pneumonie, etc.).

Nous retrouverons les premiers à propos de chacune des affections qu'ils déterminent ; les autres intéressent plus particulièrement la pathologie générale.

Ces microbes pathogènes peuvent vivre fort longtemps, presque indéfiniment, dans la cavité buccale sans manifester leur présence ; ils restent inactifs, inoffensifs, latents, jusqu'à ce qu'une occasion favorable leur permette de pulluler et de déployer toute leur virulence (microbisme latent de Verneuil).

Nous ne parlerons pas de ceux d'entre eux qui sont purement accidentels, comme le bacille de la tuberculose et celui de la diphtérie ; le premier ne se rencontre guère que lorsqu'il existe une ulcération tuberculeuse d'un point quelconque de la muqueuse buccale ; le second persiste parfois dans la cavité bucco-pharyngée longtemps après une attaque de diphtérie : il a même été rencontré chez des sujets sains, soit identique en tous points au bacille de Klebs, soit en différant par quelques caractères (pseudo-bacille diphtéritique) : mais les micro-organismes dont l'étude est la plus importante au point de vue de la détermination des maladies ailleurs que dans la bouche et le pharynx sont :

Le Pneumocoque ;

Le Streptocoque pyogène ;

Le Bacille encapsulé de Friedländer ;

Le Staphylocoque pyogène.

Le pneumocoque existe à l'état normal chez 1/5 des sujets

n'ayant jamais eu de pneumonie (Netter). S'il y a eu une pneumonie antérieure remontant même à dix ans et plus, sa fréquence s'élève à 80 0/0.

Le streptocoque se rencontre 5,5 fois 0/0 dans la bouche de sujets sains, le pneumo-bacille de Friedländer 4,5 0/0 (il ressemble, dit Netter, au bacillus crassus sputigenus rencontré par Kreibohm dans l'enduit buccal) ; le staphylocoque se trouve dans presque tous les cas (Miller, Vignal, Biondi).

Netter fait observer de plus que ces chiffres sont inférieurs à la réalité, car la virulence et le nombre des microbes varient suivant les jours chez le même sujet : on obtient avec la même salive des résultats positifs à certains moments, négatifs à d'autres.

Tous ces micro-organismes sont *dangereux* au premier chef.

Le *pneumocoque* est l'agent exclusif de la pneumonie franche (Fraenkel, Netter, Gamaléia), mais il est en outre l'origine de nombreuses maladies. Dans la statistique des cas observés par Netter, on trouve comme étant dues au pneumocoque : broncho-pneumonies, 32 0/0 ; pleurésies purulentes, 35 0/0 ; endocardites, 38 0/0 ; péricardites, 42 0/0 ; otites, 42 0/0 ; méningites suppurées, 64 0/0, etc.

Le *streptocoque* n'est pas moins dangereux et ne donne pas naissance à un moins grand nombre de maladies, c'est lui qu'on trouve le plus souvent dans les suppurations viscérales, les arthrites purulentes, la pyohémie, la septicémie sans suppuration : c'est lui qui produit l'érysipèle.

Il figure comme cause (Netter), dans les broncho-pneumonies, 49 fois 0/0 ; pleurésies purulentes, 50 0/0 ; méningites, 16 0/0 ; endocardites ulcéreuses, 32 0/0 ; adénites cervicales aiguës, 100 0/0 ; arthrites suppurées. 100 0/0.

Le *pneumo-bacille* n'a rien à voir avec la pneumonie, mais Netter l'a trouvé dans des broncho-pneumonies, des otites moyennes, des endocardites ulcéreuses, 1 fois dans une pleurésie purulente, 1 fois dans une méningite cérébro-spinale.

Le *staphylocoque* est l'agent le plus fréquent des suppurations localisées.

Donc les microbes existant dans la bouche sont capables de donner naissance à de nombreuses maladies qui ont le plus souvent pour siège des organes en rapport avec la cavité bucco-pharyngée, et c'est dans la bouche que ces maladies puisent leurs agents pathogènes.

Dans la pneumonie et la broncho-pneumonie les microbes vont directement dans les bronchioles et les alvéoles pulmonaires ; les pleurésies sont causées généralement par propagation à la plèvre de l'inflammation du parenchyme pulmonaire sous-jacent ; les otites sont dues à l'invasion des microbes par la trompe d'Eustache : ce qui le démontre, c'est la bilatéralité des lésions et leur très grande fréquence chez les enfants dont les trompes, à cause du décubitus dorsal habituel, présentent une direction facilitant leur envahissement ; cette otite est probablement la cause de beaucoup de méningites de l'enfance.

Les rapports de la bouche avec les sinus aériens, les fosses nasales (lame criblée de l'ethmoïde) expliquent la possibilité de méningites par une autre voie.

La cavité abdominale paraît plus à l'abri des bactéries buccales. Il est probable que le suc gastrique normal détruit les streptocoques et les pneumocoques apportés par la salive.

1° Maintenant comment ces microbes pathogènes arrivent-ils dans la bouche, pourquoi s'y arrêtent-ils et continuent-ils à s'y développer ?

La situation, les fonctions de la bouche nous rendent compte de leur introduction : les conditions du milieu, la température, etc., leur permettent d'y vivre.

Aussi, après une pneumonie, le pneumocoque y reste-t-il indéfiniment, 4 fois sur 5 ; le streptocoque fait de même après la guérison de l'érysipèle ; toutes les deux sont maladies sujettes à récidives ; le microbe de l'érysipèle habiterait habituellement la cavité nasale, il serait nasicole pour Verneuil. Quand ils existent sur les sujets sains, ces microbes proviennent de personnes malades ou guéries. Les sujets guéris sont à craindre autant que les malades puisqu'ils conservent leurs microbes actifs dans la bouche.

Cette persistance des parasites dans la bouche explique la *contagion à long intervalle* et l'*hérédité* pneumonique.

2° Mais pourquoi y a-t-il absence d'accidents malgré leur séjour indéfini ? Comment expliquer l'immunité habituelle ?

Plusieurs causes y contribuent : 1° l'acidité du suc gastrique qui détruit les microbes et préserve le tube digestif ; 2° la direction des sinus, des trompes qui chez l'adulte n'est pas favorable à leur progression ; 3° les cils vibratiles de l'épithélium bronchique ; 4° l'intégrité des muqueuses ; il se fait, à l'état normal, à la surface de toutes les muqueuses une diapédèse physiologique qui a pour résultat d'opposer aux microbes envahisseurs une barrière de phagocytes qui les détruisent et empêchent l'altération des tissus (Bouchard) ; mais l'intégrité des muqueuses vient-elle à disparaître, non seulement celle des voies aériennes, mais celle de la bouche, du pharynx, le microbe peut alors agir (expérience de Gamaléia : l'injection de pneumocoque dans la trachée reste négative tant que la muqueuse est normale, mais provoque immédiatement une pneumonie si l'on a soin de léser d'abord la muqueuse par une injection de tartre stibié). C'est ainsi que certaines maladies (scarlatine, rougeole, diphtérie) en déterminant des lésions du côté de la cavité pharyngienne ou des voies aériennes peuvent être l'occasion du développement d'infections secondaires.

3° Quelles sont les circonstances adjuvantes qui permettent aux microbes de donner naissance aux maladies ?

A. La *perte de l'intégrité* des muqueuses, par traumatisme, par le froid, les troubles vaso-moteurs.

Certaines angines spécifiques, l'angine scarlatineuse, par exemple, ouvrent la porte aux streptocoques et donnent lieu aux infections secondaires, si fréquentes dans la scarlatine (22 fois sur 92 cas, Marie Raskina).

La diphtérie, la rougeole, la fièvre typhoïde, etc., favorisent les infections secondaires à streptocoques et à pneumocoques.

B. Il faut, en outre, le *consentement de l'organisme* (débilité, amoindrissement de la résistance normale quelle qu'en soit la cause).

C. Enfin, la *qualité* des microbes joue un rôle important. Les microbes, en effet, n'ont pas toujours la même virulence. Chez les pneumoniques, la salive, virulente tant que dure la maladie, cesse de l'être après la crise et récupère son activité quinze jours plus tard (le microbe a sans doute subi des modifications sous l'influence de l'action de la haute température prolongée et des poisons produits par lui-même au cours de la maladie) (Netter).

Mais plus tard, la salive présente dans son activité des oscillations en rapport avec la fréquence plus ou moins grande des pneumonies au moment de l'observation ; il existe donc des *influences saisonnières* capables de modifier la virulence des micro-organismes ; ainsi s'explique la prédominance des pneumonies à certaines époques de l'année (Netter).

En dehors de ces 4 principaux micro-organismes pathogènes, des bacilles tuberculeux et diphtéritique et des microbes que nous aurons à décrire dans les affections buccales et dentaires, il ne nous reste plus qu'à signaler, comme rencontrés dans la bouche : le micrococcus tetragenus qui accompagne généralement le bacille tuberculeux ; des bacilles courbes assez analogues à ceux du choléra décrits par Lewis et par Babès ; les microbes pathogènes isolés par Biondi dont les 3 derniers ne sont autres que le micrococcus tetragenus, le streptocoque et le staphylocoque vulgaires; et enfin l'actinomyces que nous nous contenterons de citer, la maladie qu'il produit étant éminemment chirurgicale et ne rentrant pas dans le cadre de cette étude.

Telles sont, brièvement résumées, nos principales connaissances actuelles sur les bactéries de la bouche ; elles nous donnent, on le voit, la clef de bien des problèmes étiologiques jusqu'alors insolubles.

Est-ce à dire que nous connaissions maintenant tous les micro-organismes buccaux, que nous soyons fixés sur le rôle propre à chacun d'eux ? Il s'en faut de beaucoup : de quelques-uns nous ignorons tout, hors leur existence.

Dans certains états pathologiques, dans les stomatites intenses en particulier, il se fait une énorme pullulation de parasites dont les produits de sécrétion (toxines) sans cesse absorbés par le malade donnent lieu à des phénomènes d'intoxication pouvant acquérir une haute gravité (septicémie buccale, cachexie buccale). Il serait intéressant de démêler la part qui revient dans ces états complexes à chaque variété de microbes : microbes pathogènes d'une part ; microbes saprogènes d'autre part, ceux-ci intervenant certainement pour une proportion considérable, comme le montre l'horrible fétidité de l'haleine. Cette question, comme beaucoup d'autres, reste encore à résoudre ; mais étant donnés les remarquables résultats obtenus dans ces dix dernières années, il y a lieu d'espérer que, malgré les difficultés extrêmes inhérentes à de semblables études, de nouvelles découvertes viendront bientôt éclairer les nombreux points encore obscurs.

CHAPITRE II

Hygiène buccale et dentaire.

En présence du nombre et de la variété des micro-organismes que nous venons de décrire et de ceux dont nous aurons encore à nous occuper, on pourrait croire que c'est peine perdue que d'essayer de lutter contre de si nombreux adversaires ; cependant si l'on réfléchit qu'un certain nombre de ces parasites jouent surtout un rôle physiologique dans la digestion des aliments, que les espèces dangereuses sommeillent le plus souvent, ne trouvant pas de conditions assez favorables pour manifester leur virulence, on comprendra qu'il soit possible et même facile de neutraliser l'action nuisible des éléments pathogènes.

Nous voyons quelquefois, malgré l'absence des soins les plus élémentaires de propreté, certaines bouches conserver pendant fort longtemps une intégrité remarquable; à plus forte raison en sera-t-il de même si l'on prend les précautions voulues.

L'hygiène de la bouche (ὑγιεία, santé) est précisément l'ensemble des moyens dont nous pouvons disposer pour conserver la santé de tous les organes qui en font partie, pour préserver ces organes de toute atteinte pathologique.

Elle n'a pas seulement pour but et pour résultat de préserver la bouche, son rôle a plus d'importance : elle contribue pour une bonne part à la santé générale par l'influence que la mastication exerce sur l'ensemble des phénomènes digestifs et sur la digestion stomacale en particulier. Il est d'observation vulgaire que des dents saines et bien conservées indiquent un état général excellent et qu'au contraire des dents cariées ou couvertes d'un enduit gluant, tenace, plus ou moins solide, des gencives rouges, tuméfiées, saignantes, une haleine plus ou moins fétide, vont avec des troubles dyspeptiques et une constitution plus ou moins affaiblie. Certains auteurs attribuent dans ces cas la plus grande importance, dans la genèse des phénomènes morbides, à la déglutition continuelle des produits toxiques sécrétés par les microbes ; il y a certainement lieu de tenir le plus grand compte de cette autointoxication.

L'hygiène de la bouche a donc une importance capitale et elle peut rendre d'autant plus de services qu'elle est basée aujourd'hui sur des faits précis, scientifiquement démontrés et guidée par la connaissance du rôle des micro-organismes dans la pathologie buccale.

Il n'y a pas bien longtemps encore, les auteurs sérieux se bornaient à recommander les soins de propreté.

M. Magitot fit de cette question une étude approfondie et de ses recherches sur la réaction de la salive, sur la formation du tartre, sur les phénomènes chimiques de la carie dentaire, il déduisit une série de règles très rationnelles sur le choix que l'on devait faire de dentifrices neutres, alcalins ou acides, suivant l'état des dents, des gencives, l'abondance du tartre, etc...

Les découvertes modernes ont simplifié la question ; nous savons que toute maladie buccale ou dentaire, gingivite, carie, tartre est fonction microbienne ; la conclusion se dégage d'elle-même, c'est que, pour éviter ces maladies ou les guérir une fois déclarées, il faut lutter contre leur cause, c'est-à-dire les microbes et nous n'avons qu'un moyen pour cela c'est l'antisepsie. Cependant un autre côté de la question dont nous devons signaler l'importance sans nous y arrêter, car il ne présente aucun rapport direct avec le sujet de cette étude, c'est l'influence des conditions générales de l'économie sur la production des affections buccales (diabète, ataxie, grossesse, etc.). Il est bien évident qu'en même temps qu'on luttera contre les causes déterminantes, c'est-à-dire le microbe, il ne faudra pas négliger la cause occasionnelle ou prédisposante, même en l'absence de toute lésion constituée. Certaines catégories d'individus (diabétiques, etc.), présentent, en effet, une prédisposition excessive aux lésions bucco-dentaires ; il faudra leur prescrire, en même temps qu'une hygiène buccale plus sévère et plus rigoureuse, un traitement approprié à leur diathèse.

On peut affirmer que si l'on prenait dès la naissance tous les soins nécessaires de la bouche sans les discontinuer, on aurait des dents saines, malheureusement on n'y songe jamais avant la seconde dentition.

L'indication à remplir est la suivante :

1° Empêcher le séjour dans la bouche des particules alimentaires qui servent de nourriture aux micro-organismes et qui subissent des fermentations acides, causes premières de la carie.

2° De détruire les micro-organismes ou tout au moins d'entraver leur développement.

La première indication est remplie par le cure-dent, la brosse et le savon, la seconde par les dentifrices antiseptiques.

Dès que l'enfant commence à s'alimenter avec des aliments solides c'est-à-dire laissant des résidus dans les interstices des dents, on devrait par des lavages après chaque repas chasser ces résidus, puis apprendre à l'enfant dès qu'il est en état de le faire, à se rincer soigneusement la bouche, non seulement après le repas, mais chaque fois qu'il a mangé entre les repas du pain, des gâteaux, des sucreries (Le Gendre).

Un enfant même très petit peut être instruit sur l'utilité de la *brosse à dents :* les dents de lait ont à cet âge la même importance que les dents permanentes pour l'adulte. On peut éviter bien des souffrances aux enfants en leur apprenant à prendre les soins nécessaires de leur bouche. La carie des dents de lait, outre les douleurs et les complications qu'elle entraîne, a aussi une influence fâcheuse sur la seconde dentition ; leur chute ou leur avulsion prématurée entrave le développement des maxillaires, peut amener des anomalies dans l'éruption des dents permanentes, etc.

La carie est très fréquente pendant l'adolescence : sur 169 enfants de 8 à 17 ans, Sher a trouvé 189 dents cariées, surtout les 2es et 3es molaires inférieures ; à cet âge, en effet, l'hygiène buccale et dentaire est absolument méconnue. Les maîtres, dit Le Gendre, devraient s'assurer que chaque collégien a une brosse à dents et en fait usage, brosse en soies flexibles, pas assez dure pour faire saigner la gencive ; une poudre composée de craie lavée, additionnée ou non de chlorate de potasse porphyrisé suffirait (Le Gendre).

C'est surtout en cas de maladie qu'il importe de faire la toilette buccale. Dans la plupart des maladies fébriles, la fièvre typhoïde en particulier, la salive est acide, les enduits saburraux ou muqueux plus ou moins adhérents constitués par des amas de cellules organiques en voie de décomposition offrent un terrain de pullulation aux microbes. Deux fois par jour au moins, il faut laver soigneusement la bouche et nettoyer les dents avec une solution antiseptique.

Depuis Hippocrate jusqu'à Fauchard (en passant par Martial et Ovide) tous les auteurs anciens ou modernes se sont préoccupés des dentifrices.

Les dentifrices sont utilisés sous trois formes :

1° *Pulvérulents* ou poudres dentifrices qui joignent à l'action thérapeutique ou chimique une action mécanique.

2° *Liquides*.

3° *Mous*.— Cette classe comprend : les *opiats* à base de miel qui doivent être absolument proscrits comme favorisant les fermentations buccales et fournissant un aliment aux microbes au lieu de les détruire ; et les *savons* qu'on emploie indifféremment sous la forme molle, pulvérulente ou solide.

Nous n'établirons pas de différence entre les dentifrices neutres acides, ou alcalins ; ce qui compte pour un dentifrice, c'est sa valeur antiseptique et non sa réaction : tout antiseptique possédant une action puissante contre les micro-organismes pourra être considéré comme un excellent dentifrice pourvu qu'il n'exerce pas d'action chimique ou mécanique capable de détériorer les dents et qu'il soit d'une saveur supportable.

Si l'on se contentait de se rincer la bouche avec un antiseptique, le résultat cherché serait loin d'être obtenu ; pour nettoyer les interstices dentaires, enlever le mucus et les enduits visqueux adhérents au collet des dents il faut d'autres moyens ; ces moyens sont : le cure-dents, la brosse et le savon. Le rôle du cure-dent est fort restreint ; il se borne uniquement à enlever les particules alimentaires trop profondément enfoncées dans les interstices.

La brosse doit être dure, assez dure pour produire un effet mécanique énergique, sans être capable cependant de léser la gencive.

La meilleure substance à employer sur la brosse est certainement le *Savon*, c'est un agent de nettoyage des plus sûrs, il dissout le mucus buccal et l'entraîne hors des interstices plus efficacement que ne le ferait aucune autre substance.

L'objection à son emploi, c'est son goût toujours assez difficile à masquer, non impossible cependant ; il existe de bons savons de toilette dont la saveur est assez faible, et en humectant la brosse avec un dentifrice liquide à la saccharine, par exemple, le goût n'a rien de désagréable. Le savon peut être employé sous toutes les formes, savon blanc, savon de toilette, poudre de savon mélangée ou non à d'autres substances, en particulier à des substances antiseptiques. Certains auteurs préconisent la teinture de Quillaya saponaria, qui n'est qu'un succédané au savon ; on en verse une petite quantité dans l'eau destinée à humecter la brosse et il se forme par le frottement une mousse abondante.

Le premier temps du lavage de la bouche consiste donc dans un savonnage minutieux, savonnage portant non seulement sur la face externe des dents, mais sur toutes les autres faces dans leur portion accessible. C'est seulement après ce nettoyage préliminaire qu'il faudra faire agir sur toute la cavité buccale un antiseptique liquide. Les préparations dites eaux dentifrices, élixirs dentifrices, ne sont que de l'alcool aromatisé et coloré ; elles n'ont donc aucune valeur au point de vue qui nous occupe. Il faut recourir aux antiseptiques vrais ; tous les antiseptiques solubles pourraient être employés s'ils avaient une rapidité d'action suffisante, mais il ne faut pas oublier que les dentifrices ne peuvent rester que peu de temps dans la cavité buccale ; un dentifrice, pour être parfait, devrait donc arrêter la végétation des bactéries de la bouche en une ou deux minutes ; il s'en faut que la plupart de ceux que l'on conseille habituellement remplissent ces conditions : l'acide borique à 3/100, l'acide salicylique à 1/300, le permanganate de potasse à 1/1000, et même l'acide phénique à 1/200, sont loin d'avoir ce degré de puissance. La saccharine, dentifrice agréable en solution très diluée, a le double inconvénient, si on veut l'employer au degré de concentration nécessaire (1/500 à 1/700), d'une saveur trop intense et d'un prix très élevé. Aucun de ces dentifrices ne remplit le but idéal, qui est la stérilisation de la bouche; en pratique, néanmoins, ils donnent de bons résultats. Restent deux antiseptiques capables, d'après Miller, de détruire les micro-organismes de la bouche en une minute, ce sont : l'acide thymique à 1/2500 et le sublimé à 1/5000. Miller indique les deux formules suivantes :

Nº 1. — Acide thymique	0.25
— benzoïque	3
Teinture d'eucalyptus	15
Alcool	100
Essence de menthe poivrée	0,75

verser dans un verre d'eau une quantité suffisante pour produire un trouble.

La solution nº 2 renferme 0,80 de sublimé en plus et seulement 0,15 d'acide thymique (quelques personnes qui se sont servi de cette dernière solution ont prétendu qu'elle décolorait les dents; le fait mériterait confirmation).

Dans l'intervalle des lavages, la brosse sera laissée dans un liquide antiseptique de façon à la conserver dans un état de stérilisation permanente.

Nous nous en tiendrons pour les dentifrices liquides à ces indications : Il nous reste à dire quelques mots des poudres dentifrices.

Ces dernières sont solubles ou insolubles. Les poudres dentifrices non solubles ont un inconvénient, c'est de laisser entre les interstices dentaires et à la sertissure des dents des poussières qui encombrent au lieu de nettoyer. Le charbon si employé finit par former un liséré noirâtre au bord des gencives, liséré absolument indélébile une fois formé. La pierre ponce, que l'on incorpore souvent aux poudres dentifrices, exerce sur l'émail une action mécanique énergique qui peut passer longtemps inaperçue quand cette substance est mêlée en quantité relativement petite avec d'autres poudres, mais, si l'usage en est constamment répété, l'usure de l'émail finit par devenir manifeste. La pierre ponce doit donc être éliminée des poudres dentifrices. Il est une autre substance dont on a voulu faire une panacée, c'est la craie pulvérisée. Cette substance, comme d'ailleurs les autres poudres inertes, n'a qu'un effet purement mécanique, et peut être employée pour *blanchir* les dents, mais au point de vue qui nous occupe, c'est-à-dire l'antisepsie dentaire, elle n'a pas la moindre valeur.

Une poudre dentifrice, pour être parfaite, devrait être soluble, ce qui lui donnerait les avantages des antiseptiques liquides, mais être *lentement* soluble de façon à exercer au début de son action un effet mécanique sur les dents sans laisser à la suite aucun dépôt.

On utilise assez souvent une poudre composée d'acide borique et de chlorate de potasse mélangés avec du carbonate de magnésie et de la craie. Le chlorate de potasse malgré son pouvoir antiseptique presque nul, conserve encore aujourd'hui sa vieille réputation de spécifique pour la bouche, quoiqu'on ne sache guère comment il agit.

Cette toilette de la bouche doit être faite au moins deux fois par jour, le matin, mais surtout le soir avant de se coucher ; c'est pendant la nuit, en effet, que se font les fermentations les plus actives et c'est là la cause de l'haleine parfois fétide du réveil.

Pour être parfaite l'hygiène buccale ne devrait pas s'en tenir à ces deux lavages ; chaque repas, chaque ingestion d'aliments, devrait être suivi du même nettoyage : le rince-bouche remplit en partie cette indication, il n'a que le tort d'être insuffisant.

Tels sont les soins d'hygiène qu'il faut suivre quand la bouche est dans un état normal ; si ces préceptes sont strictement observés la carie sera presque impossible ; si elle survenait, il faut immédiatement la faire traiter.

Les enfants seront soumis à des inspections fréquentes à partir de 4 ans, car leurs dents se carient souvent prématurément, surtout celles du fond. A la moindre teinte bleuâtre ou noirâtre de l'émail, il faut faire examiner l'enfant, car il existe une carie sous-jacente.

CHAPITRE III

Antisepsie en chirurgie dentaire.

Depuis longtemps on se sert d'antiseptiques en chirurgie dentaire ; mais il y a quelques années à peine que l'on commence à employer la *méthode antiseptique* proprement dite, c'est-à-dire la méthode qui consiste, dans toute intervention, à n'approcher du champ opératoire préalablement désinfecté, que des mains, des instruments, des matières de pansement absolument purs de tout micro-organisme.

NÉCESSITÉ DE L'ANTISEPSIE

Il est cependant évident que les mêmes précautions s'imposent dans la cavité buccale que sur toute autre partie du corps. Si le chirurgien se fait un scrupule d'ouvrir le plus petit abcès de la peau avant d'avoir lavé soigneusement la région avec du savon et une solution antiseptique, les mêmes raisons lui font un devoir de laver la gencive avant d'extraire une dent.

Ce qui pourrait surprendre, c'est que les accidents consécutifs aux extractions ou à toute autre opération portant sur la cavité buccale ne soient pas plus fréquents.

On peut se l'expliquer : d'*une part*, par le passage continuel de la salive sur la plaie quand celle-ci ne présente pas d'anfractuosités : il se fait ainsi, à sa surface, une sorte de lavage qui empêche les micro-organismes d'y séjourner trop longtemps et d'y proliférer : d'*autre part*, par le faible degré de virulence souvent constaté des microbes contenus dans la salive.

Peut-être aussi, les bactéries introduites dans la plaie sont-elles rendues inoffensives par la concurrence vitale des nombreuses espèces de bactéries non pathogènes qui ont leur siège dans la bouche.

Enfin, dans le cas particulier de l'extraction, celle-ci est immédiatement suivie d'un flux de sang qui remplit aussitôt l'alvéole jusqu'à en déborder et entraîne peutêtre les impuretés bactériennes souvent laissées par un davier insuffisamment aseptique : autrement la guérison des plaies par extraction ne se ferait pas aussi régulièrement malgré l'absence de précautions antiseptiques. De plus le caillot forme un tampon protecteur qui constitue une occlusion hermétique et forme une barrière suffisante contre la pénétration de la salive et par conséquent l'infection de la plaie, à la condition, toutefois, que ce tempon protecteur ne se laisse pas lui même envahir et putréfier par les micro-organismes. Cette décomposition des caillots est tout à fait exceptionnelle, précisément pour les raisons que nous venons d'indiquer comme s'opposant à l'infection de la plaie.

Il ne faudrait pas croire cependant que les cas d'extraction suivis de septicémie et de pyohémie mortelles soient d'une rareté excessive. Les publications dentaires en contiennent des cas relativement nombreux.

Dans ces complications, on a voulu accuser la saleté des daviers, mais, avec le davier le plus propre, la pénétration entre l'alvéole et la gencive du mucus et du pus qui recouvrent le collet d'une dent, suffit pour amener l'infection.

Donc, toutes les fois que l'on devra produire une solution de continuité, soit de la muqueuse buccale, soit du ligament alvéolo-dentaire, soit des seuls tissus durs de la dent, il faudra s'entourer des mêmes précautions qu'en chirurgie générale.

Avant d'exposer la méthode à suivre, il est nécessaire de dire quelques mots des principaux antiseptiques employés.

ANTISEPTIQUES

Au point de vue de leur forme, les antiseptiques peuvent être divisés en trois groupes :

Solution dans l'eau (ou l'alcool) ;

Poudres ;

Huiles.

Chacune de ces formes présente des indications particulières.

1° LES SOLUTIONS DANS L'EAU ont un grand avantage : c'est d'exercer une action immédiate énergique sur les parties avec lesquelles elles peuvent entrer en contact direct ; mais elles n'ont qu'un emploi restreint pour les raisons suivantes :

1° *Elles diffusent peu :* leur pénétration est faible, elles ne peuvent atteindre les anfractuosités.

Une quantité de liqueur de Van Swieten, suffisante pour empêcher le développement des microbes dans un litre de bouillon quand elle est bien mélangée, n'exerce son action suspensive que sur une faible profondeur si on l'introduit avec précaution et qu'on laisse le tube immobile. La diffusion se fait plus lentement encore à travers les ouvertures étroites. Étant donnés deux tubes réunis par un étroit canal, qu'on mette dans l'un un bouillon infecté, dans l'autre un antiseptique, le développement microbien pourra se faire normalement dans le tube infecté ou n'être que faiblement entravé. On comprend l'importance de ce fait pour le traitement des cavités anfractueuses, des fistules, des canaux radiculaires des dents, etc.

2° *Leur action est de courte durée.* Leur mélange rapide avec les sécrétions ou exsudats ne tarde pas à les amener à un état de dilution dont le pouvoir antiseptique est insuffisant pour retarder l'accroissement des microbes.

Pour obtenir la continuité de l'effet, il faudrait ou le lavage ininterrompu ou le bain continu qui sont inapplicables en chirurgie dentaire.

Cependant, le lavage fréquemment répété peut donner des résultats appréciables et nous verrons que c'est le seul moyen de réaliser une antisepsie relative de la bouche.

En dehors de cette indication, l'usage des solutions aqueuses antiseptiques doit se borner au nettoyage des plaies infectées, au lavage des abcès et en général à tous les cas où le lavage peut enlever mécaniquement quelque chose.

On ne peut se fier à ces solutions pour empêcher l'action septique pendant un certain temps. Pour obtenir une action persistante comme pansement à demeure, il faut s'adresser à d'autres formes d'antiseptiques, les *poudres* ou les *huiles.*

2° Poudres. — Les poudres, en effet, mises à la surface des plaies en quantité suffisante et maintenues par un bandage de rétention se dissolvent lentement dans les sécrétions, entretenant ainsi une sorte de solution saturée en contact avec la blessure : il faut, bien entendu, que cette solution saturée ne soit ni trop irritante ni toxique, mais seulement capable d'entraver la croissance des microbes.

Elles donnent donc, avec moins de difficulté dans l'application, le résultat que l'on obtiendrait avec le lavage ou le bain continus. Toutefois elles ont eu jusqu'à présent peu d'applications en chirurgie dentaire.

3° Huiles (soit *huiles essentielles antiseptiques par elles-mêmes, soit huiles contenant l'antiseptique en solution dans des proportions efficaces*).

Les huiles présentent le même avantage que les poudres : en raison de leur faible solubilité, elles ne cèdent que peu à peu aux liquides environnants une quantité d'antiseptique dont ils se saturent et qui doit être suffisante pour empêcher le développement des microbes. Il faut donc choisir des huiles à action puissante ; mais il n'est nullement nécessaire de prendre les plus actives ; car, en règle, les plus puissants antiseptiques sont les plus irritants. Souvent donc, mieux vaut choisir des antiseptiques d'un champ d'action modéré, mais incapables de nuire aux tissus.

Les huiles essentielles ont, en outre, une énorme supériorité sur les solutions aqueuses et les poudres ; c'est leur diffusibilité. Aussi, sont-elles extrêmement précieuses pour les pansements des plaies très anfractueuses ; pour les pansements des canaux dentaires en particulier, elles doivent être presque exclusivement employées.

Voyons parmi ces différentes formes d'antiseptiques quels sont ceux qui sont le plus fréquemment employés et quelles sont leurs indications particulières.

Au premier rang des **antiseptiques liquides** employés en chirurgie dentaire figure le sublimé. Il a un pouvoir parasiticide énorme. Miller a constaté qu'à 1/500.000 il arrête encore la fermentation acide des microbes de la carie. Mais il s'en faut de beaucoup qu'en pratique, on puisse compter sur son action désinfectante dans des limites aussi étendues, à cause de la présence de l'albumine dans les sécrétions et les exsudats avec lesquels on le met en contact. Il coagule, en effet, l'albumine, et dans cette réaction perd la plus grande partie de son pouvoir antiseptique.

En ajoutant à la solution 5 0/00 d'acide chlorhydrique ou mieux d'acide tartrique suivant le conseil de Laplace, on atténue notablement cet inconvénient, mais sans le faire disparaître. Black (de Chicago), qui a étudié dans quelle mesure la proportion d'albumine influe sur le pouvoir désinfectant du sublimé, dit qu'il ne l'emploie plus comme antiseptique qu'à 1/500 et même à ce degré de concentration, ce n'est un bon antiseptique que si le lavage est continué avec une grande quantité de solution ; en l'absence d'albumine, il reprend sa supériorité.

Le sublimé trouve son emploi dans l'antisepsie de la bouche (solution à 1/2000 ou 1/5000 en gargarismes, injections et badigeonnages) ; pour le *lavage* des plaies, des cavités d'abcès, des canaux dentaires et pour la stérilisation des instruments et des mains (solution à 1/1000).

L'Acide phénique a été et est peut-être encore l'antiseptique le plus usité pour les dents.

On a eu le tort de l'employer presque constamment pur, c'est-à-dire à l'état caustique. Il a certainement causé la mort de bien des pulpes.

En solution au 1/50 ou au 1/100, il a les mêmes usages que le sublimé.

L'Acide borique qui a l'avantage de n'être ni toxique, ni caustique, ni irritant, a l'inconvénient de n'être qu'un faible antiseptique.

On l'emploie souvent néanmoins pour le lavage des abcès, pour l'antisepsie de la bouche en gargarismes. Il vaut mieux le remplacer par des antiseptiques plus énergiques.

Le borate de soude a une action encore plus faible. On s'en sert fréquemment néanmoins sous forme de collutoire dans les gingivo-stomatites.

Le permanganate de potasse, la saccharine, la résorcine, l'hydrate de chloral, l'acide salicylique, la créoline, le chlorure de zinc, etc., sont fréquemment utilisés et rendent de grands services dans des cas particuliers.

L'eau oxygénée fort préconisée il y a quelques années n'a pu entrer dans la pratique. La difficulté de se la procurer pure, sa décomposition rapide en font un médicament difficilement utilisable.

Les poudres, nous l'avons dit, n'ont qu'un usage restreint. L'iodoforme est à peu près la seule poudre employée et le plus souvent sous forme de pâte ou de solution dans une huile essentielle : cette dernière association est certainement la meilleure.

La véritable indication des poudres, c'est, à notre avis, le pansement des pulpes exposées (iodoforme, salol, etc.).

Enfin, **les huiles essentielles,** grâce à leur précieuse propriété d'être éminemment diffusibles, trouvent leur indication formelle dans le pansement à demeure des canaux dentaires.

Chamberland, qui a étudié leur action sur la bactéridie charbonneuse, leur a trouvé un pouvoir antiseptique très élevé.

Le thymol occupe le premier rang; parmi les antiseptiques le sublimé seul lui est supérieur. A 1/2200, il est encore très actif, il peut être substitué avec avantages à l'acide phénique en irrigations : on les associe souvent ; le thymol a, dans ce cas, le double avantage de masquer l'odeur de l'acide phénique et d'augmenter sa puissance antiseptique.

Les essences les plus antiseptiques à l'état de vapeur et en solution sont : la cannelle de Ceylan, la cannelle de Chine, et l'origan ; l'essence de girofle est assez énergique en solution, à l'état de vapeur elle n'est pas stérilisante. Les Américains emploient beaucoup l'eugénol qui n'est que de l'essence de girofle débarrassée de sa résine. La créosote est certainement parmi les médicaments diffusibles celui dont l'usage est le plus ancien ; un de ses principes actifs les plus importants est une huile essentielle, le gaïacol ; la créosote a l'inconvénient d'être très caustique, aussi ne faut-il jamais l'employer pure.

L'essence d'eucalyptus, l'eucalyptol, l'huile de Wintergreen, qui ont un faible pouvoir antiseptique, ont l'avantage d'être absolument inoffensifs pour les tissus, aussi peut-on s'en servir très utilement pour dissoudre ou mélanger les essences plus actives, telles que gaïacol, etc.

Un autre moyen de désinfection a été préconisé en chirurgie dentaire et est très vanté par certains praticiens qui s'en servent à l'exclusion de tous les autres, c'est la chaleur.

On peut l'employer sous deux formes :

1° L'air chaud injecté dans les cavités à stériliser au moyen de poires spéciales (poires de Barbe, de Telschow, etc.), c'est un procédé très incertain, car on ignore absolument quelle est la température de l'air au sortir de la poire et jusqu'à quelle profondeur il peut pénétrer.

2° Un autre moyen d'appliquer la chaleur consiste à introduire dans la cavité de la carie ou les canaux radiculaires, le fil de platine du galvano-cautère et à le faire rougir par le passage du courant, c'est un procédé évidemment très énergique, mais qui a l'inconvénient de tous les caustiques, c'est-à-dire de produire une eschare susceptible d'être envahie par les micro-organismes si la désinfection est incomplète.

Quelle que soit, en effet, la forme antiseptique que l'on choisisse, il est un précepte qu'il faut toujours soigneusement observer, précepte dont on ne se souciait guère autrefois parce qu'on ignorait son importance, mais dont on ne tient pas encore assez compte aujourd'hui, c'est de ne jamais l'employer à un état de concentration tel que son action soit caustique. Par conséquent, l'acide phénique, la créosote, le chlorure de zinc, etc., doivent toujours être en dilution suffisante pour que leur action sur les tissus ne soit pas irritante, ni surtout escharifiante.

La mortification des tissus causée par des antiseptiques trop énergiques, tels que l'acide phénique pur, a pour résultat, si tous les micro-organismes n'ont pas été détruits, de créer un milieu de culture où ils pourront végéter et pulluler avec plus d'intensité qu'auparavant.

Tous les médicaments irritants ou caustiques seront donc ou mélangés ou dissous de façon à devenir inoffensifs pour les tissus tout en conservant un pouvoir antiseptique suffisant.

Maintenant que nous connaissons les principaux agents de la méthode antiseptique applicables aux affections qui nous occupent, nous pouvons aborder la mise en œuvre de cette méthode elle-même.

MÉTHODE ANTISEPTIQUE

Désinfection des mains. — On sait depuis les expériences très précises de Fürbinger, quel moyen il faut employer pour avoir des mains absolument aseptiques.

1° Nettoyer les ongles à sec avec un couteau ou tout autre instrument propre à cet usage.

2° Brosser une minute à l'eau chaude et au savon.

3° Laver une minute dans de l'alcool à 80 0/0.

4° Brosser de nouveau dans le sublimé à 2 0/00 ou l'eau phéniquée à 3 0/0 pendant une minute.

Ce nettoyage demande en tout quatre minutes.

Dans la pratique, il serait presque impossible en chirurgie dentaire, de recommencer ce lavage minutieux à chaque opération et l'on peut se départir un peu de cette rigueur. Il faut toujours commencer par cette première désinfection rigoureuse mais ensuite, si l'on a soin de ne pas toucher d'objets ou de régions infectés, un simple passage des mains dans la solution antiseptique sera suffisant.

En revanche, si les doigts viennent à être souillés par le contact d'une plaie ou d'un instrument septique, la toilette ci-dessus est de rigueur. Comme il est impossible d'opérer avec les doigts mouillés, imbibés de sublimé, il suffira, à défaut de linge stérilisé à l'étuve, de les essuyer avec des serviettes aussi propres que possible (bouillies).

Pendant l'opération, il faut veiller soigneusement à conserver cette asepsie des mains, mais en raison des manipulations multiples que comporte la chirurgie dentaire, la chose est le plus souvent très difficile ou impossible ; il faut toujours considérer ses mains comme suspectes d'infection et s'interdire rigoureusement de les porter sur les parties des instruments qui doivent entrer en contact avec la plaie.

Stérilisation des instruments. — Les instruments doivent être lisses et polis, faciles à désinfecter : proscrire les daviers à mors cannelés en formes de limes dont les sillons retiennent la saleté. Le meilleur agent de désinfection est certainement la chaleur :

L'eau bouillante, la vapeur d'eau à la pression normale à 100°, ou sous pression à 110°-115° ne sont pas des procédés utilisables pour la pratique courante de la chirurgie dentaire.

Le flambage à la lampe à alcool ou au gaz est bon pour les instruments volumineux, daviers, sondes, pinces à racines, mais il détremperait les petits instruments.

Bon nombre d'opérateurs se servent pour cette raison, de liquides antiseptiques. Le sublimé, qui est excellent, a l'inconvénient de détériorer et de noircir les instruments ; le thymol à 1/4000 est une solution également très active, Parreidt emploie l'huile phéniquée à 1/2 ; à défaut d'huile phéniquée, il se contenterait, dit-il, d'une immersion de quelques minutes dans l'eau phéniquée à 10/100 ; l'eau boriquée est totalement insuffisante. Ce qui vaut le mieux à notre avis, c'est l'emploi de la chaleur sèche, telle qu'elle est couramment employée aujourd'hui en chirurgie générale, c'est-à-dire l'étuve (de Wiessneg, Poupinel) dans laquelle on place les instruments à désinfecter. Il suffit d'avoir chaque série d'instruments dans des boîtes métalliques d'où on ne les retire stérilisés qu'au moment de s'en servir ; ce procédé a l'avantage de permettre la désinfection parfaite des petits instruments délicats tels que fraises, tire-nerfs, etc., qui ne se prêtent guère à d'autres moyens de désinfection.

La seringue à injections hypodermiques dont on se sert si souvent pour les injections sous-gingivales de cocaïne doit être stérilisée de la façon suivante : la nettoyer d'abord à l'eau pure, puis à la liqueur de Van Swieten ; flamber les aiguilles au moment de s'en servir (les aiguilles platino-iridiées permettent le flambage sans inconvénients).

Avant d'être soumis à la stérilisation, les instruments doivent être aussi propres que possible, avoir été lavés et brossés soigneusement au savon.

Si la stérilisation des instruments métalliques est indispensable, celle des matières de pansement ne l'est pas moins, bien que l'on ne s'en inquiète guère en général ; c'est même un des points de chirurgie dentaire où sont commises les plus lourdes fautes.

On emploie généralement l'ouate, sous forme de tampons ou

de mèches pour nettoyer les cavités cariées et les canaux radiculaires; or ces tampons et ces mèches on les fabrique au moment de s'en servir avec des doigts plus ou moins souillés, et la précaution que l'on prend de les tremper ensuite dans un liquide antiseptique ne constitue pas une garantie suffisante contre les chances d'infection apportées par les doigts de l'opérateur.

Il faut donc préparer à l'avance avec des mains strictement stérilisées les tampons ou boulettes d'ouate et les placer dans des récipients ad hoc qu'on n'ouvrira qu'au moment du besoin, de même les mèches seront enroulées d'avance autour des sondes destinées à les porter dans les canaux et tenues toutes prêtes pour l'usage ; l'ouate employée devra être ou aseptique (stérilisée à l'étuve) ou antiseptique (salicylée, boriquée, etc).

Avec ces précautions, on se mettra, dans les limites du possible, à l'abri du danger de concourir soi-même, par les instruments ou les matériaux de pansement, à la contamination de la plaie.

Les matières de plombage elles-mêmes doivent être soumises à ces mesures de désinfection générale ; les alliages, l'or, la gutta-percha doivent être portés à une température suffisante pour assurer leur stérilisation complète.

Désinfection du champ opératoire. — Toute opération portant sur l'appareil dentaire devrait être précédée du nettoyage de la bouche ; la plupart des praticiens cependant n'y songent pas et c'est seulement lorsqu'il s'agit de bouches en mauvais état ou d'opérations délicates, exigeant une asepsie aussi complète que possible, comme la greffe, que l'on prend quelques précautions antiseptiques.

Il faut faire laver la bouche du patient avec la liqueur de Van Swieten. Witzel nettoie, en outre, les gencives pendant une demi-minute avec une brosse à dents trempée dans l'eau phéniquée ou sublimée et frottée sur du savon.

Au lieu de la brosse, il suffit dans les cas ordinaires, de passer sur la dent malade et la gencive environnante une boulette de coton d'abord sèche, puis imbibée d'eau phéniquée ou sublimée.

Pendant les opérations sur les dents (nettoyage des cavités, obturations, etc.) l'opérateur a toujours à lutter contre un obstacle fort gênant, c'est l'écoulement continuel de la salive qui vient inonder le champ opératoire ; il faut s'en débarrasser à tout prix sous peine de perdre le bénéfice des précautions antiseptiques qu'on a prises avant l'opération ; de plus, certaines obturations ne peuvent se faire que dans des conditions de sécheresse absolue que l'on ne peut obtenir qu'en éloignant tout contact de la salive.

Le moyen le plus parfait d'empêcher l'arrivée du liquide buccal, c'est la digue de caoutchouc ; elle permet d'isoler la dent d'une façon absolue ; à défaut de la digue, pour des opérations courtes, des bourrelets d'ouate disposés de chaque côté de la gencive, des morceaux d'amadou, des serviettes roulées protégeront suffisamment contre l'accès de la salive.

Soins consécutifs à l'opération. — Après une opération sur la peau, il est facile avec les antiseptiques dont nous disposons non seulement d'absorber les sécrétions de la plaie, mais encore de la préserver du contact de l'air extérieur ; les bandages ouatés, les étoffes imperméables (mackintosh, taffetas gommé, gutta-percha laminée) font une occlusion presque hermétique.

La même conduite peut et doit être suivie dans la bouche, quand il s'agit d'opérations ou de lésions portant uniquement sur la couronne des dents ; les tissus altérés par la carie sont une véritable plaie, qu'il faut panser et isoler comme les plaies de la peau.

Les conditions que présente la dent cariée permettent une application parfaite du pansement à demeure. On se servait presque exclusivement autrefois et on se sert beaucoup encore maintenant pour isoler la cavité cariée de pansements résineux, c'est-à-dire d'une boulette d'ouate trempée dans un liquide renfermant soit de la teinture de benjoin, soit du vernis de sandaraque ; au contact de la salive, les substances résineuses se précipitent dans les mailles du tampon et forment une obturation impénétrable à la salive, mais cette impénétrabilité est de courte durée ; si on laisse le pansement en place pendant quelques jours, parfois même au bout de 24 heures, la salive le pénètre en entier et réinfecte la cavité.

La gutta-percha n'a pas cet inconvénient, elle présente une imperméabilité parfaite et presque indéfinie et grâce à son adhérence intime avec les tissus durs de la dent, elle isole la cavité d'une façon absolument hermétique ; c'est le pansement par occlusion idéal.

Mais quand il s'agit de plaies de la muqueuse, de plaie alvéolaire consécutive à une extraction, etc., les pansements à demeure deviennent absolument impossibles. Quelle conduite tenir ?

Habituellement, même sans aucun soin particulier, les lésions se réparent régulièrement et spontanément. Quand il survient des accidents ils n'ont pas toujours pour cause l'extraction, la plupart du temps même ils se produisent malgré celle-ci et ne sont que l'aggravation de l'infection existant antérieurement. Mais les complications infectieuses du fait de l'extraction, quoique rares, n'en existent pas moins ; il convient donc de rechercher les moyens destinés à les prévenir.

Certains opérateurs enlèvent le coagulum alvéolaire, puis introduisent dans l'alvéole un pansement antiseptique de même dimension que cette cavité, ouate salicylée, gaze phéniquée trempée dans l'éther iodoformé ; en réalité ce pansement n'est ni suffisamment occlusif, ni suffisamment antiseptique ; la salive ne tarde pas à le pénétrer en en faisant sortir l'iodoforme et l'acide phénique, et l'infiltration du tampon par les micro-organismes apportés par la salive infecte l'alvéole.

Après extraction pour un *pulpite simple*, il vaut mieux laisser la plaie en repos afin de ne pas détruire le thrombus : prescrire simplement des lavages généraux antiseptiques de la bouche. On a cherché à faire mieux :

Witzel, par exemple, place sur la plaie une petite compresse de coton imbibée d'eau phéniquée ou mieux sublimée, la fixe avec un tampon un peu plus gros, et laisse le tout une 1/2 heure.

Ce pansement, d'après lui, a pour avantage d'arrêter l'hémorrhagie, d'éviter le suçage de la plaie, d'empêcher le patient de semer partout sa salive sanguinolente, enfin d'accélérer la formation du caillot qui comble ainsi la cavité d'un thrombus aseptique, le meilleur des protecteurs contre la souillure alvéolaire.

Après une extraction pour *périostite*, si les douleurs persistent extrêmement vives, le lavage de l'alvéole (à la seringue) avec de l'eau phéniquée et l'introduction d'un tampon phéniqué additionné de quelques gouttes d'une solution de cocaïne calmeront la douleur tout en ayant l'avantage de désinfecter l'alvéole.

Après l'extraction d'une dent atteinte de *périostite purulente*, le pus s'écoule généralement sans difficulté et la guérison s'effectue sans aucune réaction ; mais dans certains cas, heureusement assez rares, l'infection a pénétré trop profondément pour guérir par la simple extraction, elle continue à se propager, gagne le plancher buccal, la langue, le larynx (œdème de la glotte), la plèvre (pleurésie purulente), les sinus cérébraux, etc., et emporte rapidement le malade.

Il faut, dans ces cas, avoir recours aux antiseptiques les plus énergiques, seringuer fréquemment l'alvéole avec la liqueur de Van Swieten et pratiquer des lavages de la bouche avec la même solution, malheureusement on arrive parfois trop tard ; et l'antisepsie buccale reste impuissante à conjurer les accidents.

Ce mot d'*antisepsie buccale* que nous avons déjà si souvent prononcé reviendra à chaque instant quand nous parlerons du traitement des stomatites.

Il importe donc de le bien définir.

Au chapitre de l'hygiène, nous avons donné les indications nécessaires pour réaliser l'antisepsie de la bouche, dans l'état de santé. Il convient maintenant d'indiquer la conduite à suivre dans les cas pathologiques.

Si les micro-organismes, comme nous l'avons vu, pullulent déjà dans une bouche normale, leur développement prend des proportions inouïes dans les maladies de la bouche, il en résulte que peu de temps après un lavage pratiqué aussi rigoureusement que possible l'infection ne tarde pas à se reproduire ; un seul moyen serait capable de l'empêcher, ce serait l'application d'un pansement à demeure, pansement par occlusion, capable de conserver longtemps ses propriétés antiseptiques. Mais ce moyen est absolument inapplicable dans la bouche, cavité ouverte et continuellement baignée par la salive. Le bain continu, le lavage continu qui rendraient les mêmes services que le pansement à demeure, ne sont pas davantage utilisables.

Il ne nous reste donc comme dernière ressource que les lavages et les applications antiseptiques répétés aussi souvent que possible.

Comme nous l'avons déjà dit à propos de l'hygiène buccale, avant de songer à faire agir l'antiseptique, il faut débarrasser la bouche et toutes les anfractuosités qui s'y trouvent des débris alimentaires, des enduits visqueux, adhérents, des exsudats, etc., qui ont pour résultat d'empêcher ou de retarder considérablement l'action microbicide de l'antiseptique. Ce nettoyage mécanique sera fait à l'aide de la brosse, s'il est possible, sinon avec un tampon d'ouate promené successivement sur les différentes régions de la cavité buccale.

C'est seulement après ces soins préliminaires, que l'antiseptique doit être appliquée.

On peut l'utiliser sous 3 formes différentes : badigeonnages, irrigations, gargarismes.

Nous employons ici le mot gargarisme dans son sens le plus large : lavage non seulement de la gorge, mais de toute la bouche. En gardant le liquide antiseptique en contact avec la région malade pendant un certain temps, on transforme le gargarisme en un véritable bain de bouche et ce mode d'application des antiseptiques est des plus efficaces.

L'effet des gargarismes et des irrigations est le même ; on emploiera ces dernières chez les individus débilités, incapables de la moindre fatigue, du moindre effort soutenu.

Les badigeonnages sont surtout indiqués quand il s'agit de solutions fortes devant être appliquées sur des régions déterminées, de sujets trop affaiblis pour pouvoir être facilement déplacés, etc.

Les antiseptiques doivent être exclusivement choisis parmi les plus puissants, les solutions pourront être un peu plus fortes ou un peu plus faibles suivant la gravité des cas, mais il vaut toujours mieux forcer la dose de l'antiseptique que de rester au-dessous du degré de concentration nécessaire.

Les solutions de sublimé depuis 1/5000 jusqu'à 1/1000, d'acide phénique à 1/300 seul ou mieux additionné d'acide thymique à 1/5000 sont les principaux antiseptiques sur lesquels on a le droit de compter.

Il ne faut pas hésiter à répéter les lavages aussi souvent qu'il est nécessaire. Dans un cas d'une gravité excessive, Galippe prescrivit des irrigations phéno-thymiquées tous les 1/4 d'heure.

Avec cette énergie et cette constance dans le traitement, les effets obtenus sont le plus souvent très rapides ; la fétidité, horrible avant les lavages, disparait parfois en 24 ou 48 heures, les ulcérations se détergent à vue d'œil, et si l'infection n'a pas pénétré dans la profondeur de l'organisme, la guérison survient souvent avec une rapidité qu'on n'aurait jamais osé espérer avant la mise en œuvre du traitement.

CHAPITRE IV

Traitement des affections de la muqueuse buccale.

Les stomatites sont habituellement étudiées dans les traités de pathologie interne. « C'est, dit M. Magitot dans son article Gencives du Dictionnaire encyclopédique, une circonstance fâcheuse qui n'a pas peu contribué à laisser dans l'ombre bien des états pathologiques absolument localisés aux gencives. En dehors des maladies générales graves qui ont parmi leurs manifestations morbides certains états inflammatoires de la muqueuse buccale en général, le plus grand nombre des stomatites décrites par les auteurs sont toujours, soit primitivement, soit pendant toute leur durée, des gingivites proprement dites sans aucune extension au delà des limites du bord alvéolaire. Une stomatite généralisée épargne très rarement la gencive puisqu'elle a toujours celle-ci comme point de départ, tandis que la gingivite restera souvent isolée avec tous les caractères d'une maladie spéciale. » Ces réflexions sont parfaitement justes, mais au lieu de décrire comme le fait M. Magitot sous le nom exclusif de gingivites toutes les affections habituellement appelées stomatites, il est plus rationnel, pensons-nous, de les englober sous la dénomination commune de gingivo-stomatites.

Il est fort difficile d'établir une classification naturelle des gingivo-stomatites : celle de M. Magitot qui les divise en traumatiques, essentielles, toxiques, spécifiques n'est plus acceptable à l'heure actuelle : elle comprend en effet dans le premier groupe la gingivite tartarique qui est une gingivite septique comme nous le montrerons ; les gingivites décrites comme essentielles ne représentent que les différentes formes cliniques que peut revêtir la gingivite, quelle que soit son étiologie ; la gingivite dite des femmes enceintes qui est comptée parmi les gingivites spécifiques n'a droit en aucune façon à cette autonomie, c'est une gingivite quelconque dont la fréquence chez les femmes enceintes ne tient qu'aux modifications de terrain créées par la grossesse, modifications qui facilitent l'éclosion ou augmentent l'intensité des lésions gingivales.

Nous suivrons l'ordre suivant que nous n'avons pas la prétention de donner comme une classification irréprochable, mais qui nous paraît mieux en rapport avec nos connaissances actuelles.

Il existe toute une classe de :

Gingivo-stomatites secondaires, symptomatiques d'une maladie générale aiguë ou chronique :

Gingivo-stomatites des fièvres (fièvres éruptives, fièvre typhoïde, etc.) ;

Gingivo-stomatite scorbutique ;

— — diphtérique ;

— — syphilitique, etc. ;

Leur histoire est intimement liée à celle des maladies dont elles ne sont qu'un symptôme ; nous ne faisons que les citer, nous n'en parlerons pas.

Les *gingivo-stomatites primitives* sont les seules qui nous intéressent.

Nous réservons la question des gingivites dites traumatiques, celle des ouvriers verriers, par exemple, sur laquelle nous n'avons pas de données suffisantes, et nous ne retenons pour la description que les variétés suivantes qui toutes sont des affections parasitaires :

A) Les gingivo-stomatites septiques, microbiennes qui comprennent :

I. Les gingivites communes, gingivite tartarique, gingivite ab incuriâ.

II. La gingivo-stomatite aphteuse.

III. La — — ulcéreuse.

IV. Les — — dites toxiques.

V. La — — gangréneuse, noma.

B) Le muguet d'origine non microbienne mais mycosique.

A. — GINGIVO-STOMATITES SEPTIQUES

I. **Gingivite tartarique.** — La gingivite qui coïncide avec la présence de tartre à la surface des dents est habituellement considérée comme une gingivite traumatique, due à l'irritation permanente exercée sur la muqueuse de la gencive par la présence de ce corps étranger plus ou moins dur, mais cette manière de voir n'est pas acceptée par tous les auteurs. Certains d'entre eux prétendent que, le plus souvent, la production de tartre n'est pas primitive mais secondaire et qu'elle résulte de la mastication défectueuse ou nulle qu'entraîne à sa suite toute gingivite. La plupart reconnaissent cependant que la présence antérieure du tartre aurait pour effet de hâter l'apparition des gingivites toxiques et spécifiques et de leur faire revêtir une forme plus grave.

Qu'est-ce donc que le tartre?

Macroscopiquement, c'est un enduit d'aspect pierreux, plus ou moins dur, qui se dépose au niveau du collet des dents et dont l'abondance est extrêmement variable. Au point de vue chimique, il se compose principalement de matières minérales, phosphates et carbonates terreux en proportion relative assez variable. Quant à sa formation, les hypothèses n'ont pas manqué pour l'expliquer.

1° Serres en faisait un produit de sécrétion de glandes spéciales, glandes *tartariques* qui siégeraient dans l'épaisseur des gencives. Malheureusement pour la théorie, ces glandes n'existent pas.

2° Pour Claude Bernard, il proviendrait d'une irritation du périoste alvéolo-dentaire, à la suite du déchaussement des gencives ramollies, par des fragments alimentaires pendant la mastication.

3° Enfin Dumas admettait dans la bouche l'existence de deux salives, l'une acide, l'autre alcaline venant sursaturer la première : dès que la salive acide qui tient en dissolution les phosphates serait saturée par la salive alcaline, ceux-ci se précipiteraient.

Aucune de ces explications n'était acceptable et jusqu'à ces dernières années l'on s'en tenait généralement à la théorie suivante de M. Magitot.

« Le tartre résulte d'un simple dépôt par précipitation des phosphates et carbonates terreux tenus en dissolution dans la salive à la faveur de la matière organique avec laquelle ils sont combinés. A leur arrivée dans la cavité buccale, les principes se dédoublant au contact de l'air et de la muqueuse, les sels insolubles dans l'eau se précipitent et se déposent à la surface des dents. »

Dans cette théorie, le dépôt du tartre tiendrait uniquement à la composition de la salive et à la quantité de sels terreux tenus en dissolution.

Cependant, depuis longtemps, certains auteurs avaient soupçonné, entrevu la nature parasitaire du tartre, et le considéraient, comme formé de carapaces de diverses espèces d'infusoires. Schrott en 1869 faisait entrer dans sa composition :

Débris d'infusoires 60 0/0.

Parasites végétaux 10 0/0.

Mais c'est seulement en 1886 que, dans une communication à la Société de biologie, M. Galippe établit pour la première fois une théorie parasitaire de la formation du tartre basée sur des arguments sérieux. Se fondant sur de nombreuses observations cliniques contrôlées par la thérapeutique préventive et des expériences de laboratoire, il conclut que la précipitation des sels terreux de la salive est le fait des micro-organismes qu'elle contient.

Le tartre est une substance vivante, les micro-organismes ne sont pas accidentellement englobés dans le dépôt, mais ont été les agents de sa formation. Ils conservent leur vitalité pendant des mois, une année au moins. Malassez et Vignal ont pu les étudier et les cultiver, Galippe les a retrouvés dans le tartre d'une molaire d'éléphant tombée spontanément. Ce dernier auteur a généralisé la théorie et l'a appliquée à la formation, non seulement des calculs salivaires, mais de tous les calculs de l'économie (calculs urinaires, rénaux, biliaires) et en général de tous les dépôts calcaires pathologiques qui se forment dans l'organisme : coques calcaires enkystant les tubercules, les abcès, les kystes ; plaques athéromateuses ; enfin tout récemment cristallins cataractés (Galippe et L. Me[illegible]n).

La calcification des tissus pathologiques est fonction [illegible]érobienne, soit que les parasites provoquent par voie de dédoublement ou de fermentation, le dépôt de substance calcaire, soit qu'ils sécrètent eux-mêmes cette substance.

Pour ce qui concerne les calculs salivaires, on trouve souvent au centre un corps étranger quelconque qui a passé de la bouche dans le conduit salivaire, mais ce n'est pas comme corps étranger qu'il agit, c'est comme parasitifère. Une fois dans le canal, les parasites exercent sur la salive une action analogue à celle qui s'exécute dans la bouche pour la formation du tartre; de là, production d'un calcul à composition variable, suivant la glande salivaire.

On trouve toujours des parasites dans les calculs salivaires, parasites toujours facilement isolables (ce sont sans doute leurs spores qui, conservant très longtemps leur faculté germinative, peuvent après ensemencement reproduire le microbe primitif).

Cette théorie n'a rien de contraire à ce que nous savons aujourd'hui des propriétés biologiques des microbes ; certains d'entre eux exercent une action chimique nettement définie, les uns fixent l'azote, les autres oxydent l'ammoniaque et forment des azotates, des sulfates et mettent les éléments de ces corps en liberté. Il est permis d'admettre que, trouvant dans les variations physiologiques ou pathologiques des liquides de l'organisme des *substrata* de culture propres à leur développement, ils peuvent exercer des actions chimiques électives, provoquer des dédoublements ou la précipitation de substances maintenues solubles à l'état normal (Galippe).

Pour que l'hypothèse fût acceptable il fallait démontrer la présence de parasites et elle est surabondamment démontrée. Les microbes du tartre ne sont pas constitués seulement par le leptothrix comme on l'a cru longtemps, ils sont fort nombreux ; nous les avons indiqués dans notre énumération des bactéries de la bouche. Vignal en a cultivé toute une série qui n'avaient pas été isolés avant lui. Le tartre n'est donc pas un simple corps étranger, c'est un amas de micro-organismes dont l'action sur les matières alimentaires mélangées à la salive au niveau du collet des dents donne naissance à des phénomènes de fermentation qui ont pour résultat de provoquer la précipitation des sels terreux en même temps que l'inflammation du bord libre de la gencive. Cette action à la fois mécanique et infectieuse du tartre est capable de produire toutes les variétés de gingivite avec ou sans l'intervention de causes occasionnelles adjuvantes (grossesse, etc.).

Mais là n'est pas son seul danger : du bord libre de la gencive, il s'insinue peu à peu entre ce bord et la surface de la dent, décollant la gencive et formant un cul-de-sac dont la profondeur s'accroît plus ou moins lentement, par la progression continue des parasites ; il arrive fatalement un moment où la cavité alvéolaire se trouve ouverte, exposée à l'envahissement des agents infectieux et nous assistons alors aux différentes phases de développement d'une affection bien autrement grave, la pyorrhée alvéolaire.

Il importe donc au plus haut point d'enrayer la maladie avant qu'elle n'ait atteint ce degré de gravité.

Le *traitement* sera, avant tout, chirurgical et consistera à pratiquer l'ablation minutieuse du tartre. Certains auteurs prétendent qu'il y a antagonisme entre le tartre et la carie dentaire, que le tartre joue à cet égard un rôle préservateur et que c'est rendre un mauvais service au malade que de l'en débarrasser. Ces vues sont absolument erronées ; ce qui est vrai, c'est que dans les bouches où le tartre est abondant, il existe une alcalinité de la salive peu favorable au développement des microbes de la carie, mais il n'y a aucune incompatibilité entre les deux et l'on peut constater tous les jours leur présence simultanée dans la même bouche et sur les mêmes dents.

L'enlèvement du tartre constitue une des opérations préventives les plus importantes de la chirurgie dentaire ; c'est le traitement préliminaire indispensable de toutes les gingivites, elles ne peuvent guérir qu'à ce prix, aussi faut-il y apporter un soin des plus minutieux.

Il existe une énorme quantité d'instruments de toutes courbures et de toutes dimensions pour permettre d'exécuter complètement ce nettoyage et d'atteindre les parties les moins accessibles. On n'hésitera pas à pénétrer aussi profondément qu'il est nécessaire au-dessous des gencives pour enlever jusqu'aux dernières parcelles de tartre. On y consacrera plusieurs séances s'il y a un certain nombre de dents atteintes, car malgré toutes les précautions la gencive saigne abondamment et l'opérateur est forcé de s'arrêter.

Les instruments devront être ensuite soigneusement désinfectés, car l'affection présente les plus grands dangers de contamination.

Cette partie mécanique du traitement terminée, reste à traiter la gingivite. C'est ici qu'intervient l'antisepsie buccale telle que nous l'avons indiquée : les lavages fréquents avec l'acide phénique, sublimé, thymol feront rapidement disparaître la fétidité et auront le plus souvent raison des gingivites, même invétérées.

S'il existe des fongosités, des ulcérations, les attouchements avec des caustiques, acide chromique, nitrate d'argent, teinture d'iode, acide phénique pur, seront de précieux adjuvants du traitement, mais rien ne vaut les piqûres profondes au thermo ou galvano-cautère, surtout dans les gros bourgeons mollasses et violacés des gingivites hypertrophiques.

La guérison obtenue sera maintenue à l'aide des soins hygiéniques habituels, il faut prévenir le retour du tartre par le brossage énergique des dents matin et soir, et l'usage de dentifrices antiseptiques.

A l'époque où l'on ne voyait dans le tartre qu'une substance purement minérale, on conseillait les dentifrices acides ; la conception étiologique nouvelle commande impérieusement de substituer aux acides les antiseptiques qui seuls sont capables d'empêcher le développement des micro-organismes du tartre.

Il faut soigner et surveiller surtout les points anciennement malades, les plus menacés de récidive.

Nous avons insisté un peu longuement sur le tartre et la gingivite tartarique, c'est qu'en effet c'est à cette variété de gingivite qu'il faut, pensons-nous, ramener toutes celles que l'on décrit habituellement sous le nom d'essentielles et qui ont pour cause commune le défaut de soins, gingivites ab incuriâ.

Ce n'est pas en tant que dépôt calcaire, que le tartre détermine des désordres gingivaux et consécutivement des désordres alvéolaires, c'est grâce à sa qualité de substance vivante, infectieuse, essentiellement constituée par une agglomération considérable de micro-organismes.

Il arrive, en effet, que dans certaines gingivites, on ne trouve pas de dépôt de tartre, mais le tartre, substance virulente, n'en existe pas moins sous forme d'un enduit visqueux, limoneux qui entoure le collet des dents et dont les effets nuisibles, sont identiquement les mêmes que ceux du tartre pierreux. L'absence de sels calcaires peut tenir à diverses causes, mais en particulier à la marche rapide de la maladie ; les micro-organismes ont enflammé la gencive avant que le tartre, dont la formation se fait toujours avec une extrême lenteur, ait eu le temps de s'organiser.

On peut aussi rencontrer des gingivites dans des bouches soignées et brossées où il n'existe ni tartre ni enduit visqueux appréciables. La lésion dans ce cas est toujours limitée et tient à des conditions anatomiques particulières, à des anomalies : il s'agit de dents tantôt situées en dehors de l'arcade, tantôt trop serrées entre deux voisines, tantôt inclinées en dedans ou en dehors et s'articulant mal avec la mâchoire opposée, dispositions ayant toutes pour résultat une compression de la gencive qui en fait un lieu de moindre résistance ; le nettoyage de la bouche empêche bien le tartre de se déposer, il enlève au fur et à mesure de sa production l'enduit qui tend constamment à se former, mais les parasites trouvent dans la gencive un terrain tellement favorable que les soins ordinaires d'hygiène restent insuffisants. Le traitement dans ces cas doit toujours commencer par la correction de l'anomalie, l'antisepsie fera le reste.

En dehors de ces gingivites, exclusivement liées à sa présence, le tartre joue un rôle fort important dans la production ou l'aggravation des autres gingivites, en particulier les gingivo-stomatites toxiques. Cela s'explique aisément puisque le tartre n'est, en somme, qu'un foyer infectieux dont les microbes sont toujours prêts à envahir les parties voisines pour peu qu'ils y trouvent un milieu de culture favorable.

II. **Gingivo-stomatite aphteuse.** — Nous serons plus bref sur la stomatite aphteuse, son histoire bactériologique n'est pas faite mais les preuves de sa nature infectieuse ne manquent pas ; si sa contagion de l'homme à l'homme est encore discutée, il existe un cer[illegible] nombre de faits de transmission des animaux à l'homme.

Sagar qui, en 1764, observa une épizootie de fièvre aphteuse (murrain ou cocotte) sur les bovidés, accuse le lait d'être l'agent de transmission ; l'origine première de la maladie serait due à une altération des fourrages, surtout du trèfle (aspect rouillé). Cette idée fut reprise depuis par Hadinger (1865) (Congrès international des vétérinaires, Vienne).

David (*Arch. gén. de méd.* 1887) a réuni 27 cas de transmission des animaux à l'homme, il note la coïncidence d'épidémies et d'épizooties et rapporte un fait positif d'inoculation expérimentale réalisé en 1834 par trois vétérinaires allemands qui ayant bu du lait fraîchement trait et encore chaud, furent pris de fièvre avec vésicules buccales.

Le caractère toujours identique des lésions de cette maladie, la constance de son évolution, de sa durée, de sa terminaison dans la plupart des cas, plaident en faveur de sa spécificité.

Elle est habituellement bénigne, David cite cependant un cas de mort par gangrène de la bouche, deux par développement d'aphtes dans l'estomac et l'intestin. Elle peut s'accompagner de fièvre, de symptômes généraux graves, c'est donc une maladie générale infectieuse.

L'agent pathogène siégerait dans la sérosité des vésicules, dans les sécrétions, dans le mucus des ulcérations, on pense également qu'il se trouve dans le sang et dans le lait, mais on n'a encore trouvé d'altérations dans le lait qu'à la suite d'éruptions mammaires. On a successivement incriminé l'oïdium albicans, certains coccus, on a même décrit le Tilletia aphtoïdes, mais le ou les microbes spécifiques ne sont pas encore définitivement connus.

Le seul moyen *préventif* consiste à faire bouillir le lait ; la crème, le fromage provenant des animaux malades restent dangereux et l'usage devrait en être interdit.

Les classiques prescrivent habituellement comme traitement *curatif* un collutoire boraté ; un médicament antiseptique, le salicylate de soude en solution concentrée à 20 0/0 en badigeonnages sur la muqueuse buccale et pharyngée cinq à dix fois par jour, principalement après les repas, a donné à M. Ed. Hirtz des résultats surprenants et rapides, il calme en quelques heures la cuisson si douloureuse des ulcérations aphteuses.

Les autres antiseptiques, le sublimé en particulier, donneraient probablement les mêmes résultats au point de vue de la rapidité de la guérison sinon du soulagement de la douleur.

III. **Gingivo-stomatite ulcéreuse**. — *Stomatite ulcéro-membraneuse des enfants, stomatite ulcéreuse des soldats.* — C'est le type des stomatites septiques.

Voici la remarquable définition qu'en a donnée M. Bergeron (D. encyclopéd., art. Stomatites, p. 167) :

« Maladie spécifique, contagieuse, caractérisée anatomi-« quement à sa période d'état par des ulcérations de forme et « d'étendue variables qui peuvent se développer sur tous les « points de la cavité buccale, mais qui ont pour siège de « prédilection les gencives et la face interne des joues et qu'ac-« compagnent toujours une salivation abondante, une fétidité « extrême de l'haleine et un engorgement plus ou moins « prononcé des ganglions sous-maxillaires. »

Bien qu'on n'ait pas isolé le parasite de cette affection, sa nature infectieuse est des plus évidentes, comme nous le démontrerons plus loin.

Pasteur d'abord, Netter ensuite, avaient cru pouvoir l'attribuer à la présence de spirilles dans la salive. Le rôle de ces micro-organismes ne paraît pas avoir été confirmé depuis.

Frühwald a tout récemment (1889) examiné au point de vue microbiologique onze cas de stomatite ulcéreuse chez des enfants. Il a trouvé, dans la masse pulpeuse recouvrant les ulcérations, diverses espèces de microbes, en particulier un bacille dont il a obtenu des cultures pures, dégageant une odeur de putréfaction rappelant l'haleine des gens atteints de stomatite. Mais, ses inoculations aux animaux ne lui permettent pas de conclure que cet organisme est l'agent spécifique de la stomatite ulcéro-membraneuse.

L'affection est vraisemblablement polymicrobienne comme la plupart des affections buccales.

Quand on songe à l'extrême variété de bactéries qui pullulent dans cette cavité, on comprend en effet qu'il soit assez difficile qu'une seule espèce de ces parasites en arrive à prédominer sur les autres au point de les annihiler complètement et d'amener à elle seule la production d'une lésion spécifique en éliminant la participation des autres espèces pathogènes qui végètent en même temps dans la bouche.

La diphtérie qui est pourtant une affection à microbe spécifique unique se rencontre rarement à l'état pur dans la cavité bucco-pharyngée. Les travaux récents sur cette question le montrent d'une façon de plus en plus évidente. Le rôle du bacille de Klebs est parfois même réduit au second plan, et c'est l'infection secondaire par les streptocoques qui commande presque entièrement la symptomatologie et le pronostic.

Cette notion des associations microbiennes nous est aujourd'hui assez familière pour que nous admettions sans difficulté soit la nature polymicrobienne d'emblée des lésions buccales, soit la participation consécutive de plusieurs espèces à une lésion déterminée primitivement par un parasite unique.

La stomatite ulcéro-membraneuse appartient vraisemblablement à la première catégorie et résulte de la pullulation d'un nombre indéterminé des espèces pathogènes buccales sous l'influence des causes diverses capables d'amener l'éclosion de la maladie.

Ce qui est bien certain, malgré l'absence de données bactériologiques précises sur cette question, c'est la nature infectieuse de cette stomatite.

Elle est démontrée :

1° Par la contagiosité de la maladie ;

2° Par divers symptômes cliniques tels que :

I. L'auto-inoculabilité des lésions.

II. L'engorgement ganglionnaire.

III. Les phénomènes généraux parfois très graves qui l'accompagnent.

3° Par les résultats du traitement antiseptique.

Examinons successivement chacun de ces divers points.

1° Contagiosité. — Tous les auteurs ne l'admettent pas, tant s'en faut. Bergeron a établi par ses remarquables recherches qu'elle se propage par contagion chez les soldats. Mais, la plupart des auteurs restent sur la réserve. Un certain nombre d'entre eux, parmi lesquels M. Magitot, nient absolument cette contagiosité et ne reconnaissent à la maladie d'autres causes que l'éruption de la dent de sagesse.

La question est d'autant plus difficile à trancher aujourd'hui que l'affection a disparu en tant qu'épidémie ; on ne la rencontre plus qu'à l'état sporadique.

L'inoculation tentée par M. Bergeron sur lui-même tendrait à prouver que la maladie est inoculable, mais la question ne peut être considérée comme résolue.

Nous acceptons, pour notre part, comme probantes, les observations de contagion citées par Bergeron. Les faits négatifs recueillis contre son opinion ne prouvent rien. Nous savons que pour que la contagion puisse s'opérer, il faut qu'il existe chez l'individu contagionné une réceptivité individuelle créée par diverses causes telles que l'encombrement, l'alimentation insuffisante, le surmenage, conditions qui existaient chez les malades de Bergeron et ne se sont pas trouvées réalisées depuis, grâce à une hygiène meilleure. Il est probable que dans des conditions identiques à celles où Bergeron observait, la contagiosité de la maladie redeviendrait manifeste.

2° Symptômes cliniques. — I. *Auto-inoculabilité des lésions.* — Un argument décisif en faveur de la nature infectieuse de la stomatite ulcéro-membraneuse, c'est l'auto-inoculabilité des lésions.

Ce caractère ressort nettement de la lecture des descriptions cliniques de la maladie et sa valeur n'en devient que plus grande, en l'absence de parti pris des auteurs de le mettre en relief.

La maladie débute généralement par les gencives, tout le monde à peu près est d'accord sur ce point.

Bergeron qui dans sa description n'établit aucun lien entre la stomatite et la gingivite, fait cependant cette remarque : les gencives sont le siège le plus ordinaire de la stomatite ulcéro-membraneuse (67 fois sur 95 cas) soit seules, soit en même temps que d'autres points de la cavité buccale, la gencive inférieure plus que la supérieure.

Une plaque jaune pseudo-membraneuse apparait à l'origine.

L'ulcération s'étend en surface et en profondeur pour gagner la face interne des joues, le voile du palais, les amygdales.

L'ulcération de la gencive est généralement unilatérale, ou tout au moins plus accusée d'un côté que de l'autre.

L'ulcération de la voûte palatine est en continuité avec celle du bord postérieur de la gencive des dents supérieures (Bergeron).

L'angine ulcéreuse est rare.

Les ulcérations labiales sont plus fréquentes à la lèvre inférieure ; elles coïncident avec des ulcérations gingivales, *surtout pariétales et sont du même côté qu'elles* (Bergeron).

De cette description, nous ne retiendrons que les points suivants :

1° La presque constance des ulcérations sur les gencives, surtout sur la gencive inférieure. C'est là, on le sait, le séjour de prédilection des micro-organismes de la bouche (tartre), en raison des conditions favorables que la région présente pour le développement des parasites.

2° La fréquence des ulcérations labiales, plus grande à la lèvre inférieure, coïncidant avec des ulcérations gingivales pariétales siégeant du même côté.

On ne saurait montrer plus clairement l'inoculation de la gencive à la lèvre, par contact direct des deux muqueuses.

3° La continuité de l'ulcération de la voûte palatine avec celle du bord postérieur de la gencive des dents supérieures, preuve qu'elle n'en est que la propagation.

Cette auto-inoculabilité des lésions apparaît plus nette encore dans la description de certains classiques; mais, ces trois points nous suffisent pour montrer que Bergeron et les autres auteurs, sans avoir d'idée préconçue sur ce point spécial, ont décrit très fidèlement ce caractère des ulcérations qui parties d'un point quelconque de la gencive se communiquent à la face interne de la lèvre ou de la joue correspondantes et de là se propagent aux autres régions de la cavité buccale.

II. *L'engorgement ganglionnaire.* — Il existe dans toutes les maladies infectieuses, toutes les angines à streptocoques, à staphylocoques, la diphtérie.

Les lymphatiques sont la voie habituelle de transport des agents infectieux et les ganglions lymphatiques sont les premières barrières qu'ils rencontrent dans l'intérieur de l'organisme après leur passage par effraction à travers les muqueuses et la peau.

L'engorgement ganglionnaire n'est que la manifestation extérieure de l'invasion microbienne dont cet organe est le siège.

III. *Phénomènes généraux.* — La fièvre est souvent nulle, rarement vive, mais l'affection s'accompagne d'embarras gastrique, de nausées, de diarrhée.

La prostration des forces, l'hébétude du visage simulent parfois la fièvre typhoïde et Bergeron, se demandant qu'elle en est la cause, s'exprime ainsi :

« Est-ce la douleur, la diète prolongée *ou l'absorption des* « *matières sanieuses qui s'écoulent de la surface des* « *ulcérations ?* »

Aujourd'hui que nous connaissons les toxines sécrétées par les microbes et l'action stupéfiante d'un certain nombre d'entre elles sur l'organisme, nous ne pouvons que souligner cette dernière phrase, pour en reconnaître la profonde justesse, et l'ajouter à nos autres arguments en faveur de la nature septique de la maladie.

3° Les résultats du traitement antiseptique. — Le traitement spécifique classique de la stomatite ulcéro-membraneuse c'est le traitement par le chlorate de potasse qui, d'après Bergeron, donnerait des succès constants.

Ce résultat pourrait paraître en contradiction avec la doctrine que nous soutenons ici. Car comment le chlorate de potasse, substance d'un pouvoir antiseptique si faible qu'il peut être considéré comme presque nul, aurait-il pour résultat de détruire les microbes auxquels nous attribuons la production de la stomatite ulcéreuse?

C'est que les phénomènes qui se passent dans l'organisme quand nous administrons un médicament ne sont pas aussi simples que lorsque nous les mélangeons à un bouillon de culture.

Depuis plusieurs années, les bactériologistes se sont acharnés à démontrer aux chirurgiens que l'iodoforme n'a pas le moindre pouvoir antiseptique, que les microbes poussent sans aucune difficulté dans des bouillons saturés de cette substance, qu'ils vivent des mois entiers dans la poudre d'iodoforme pure; cela n'empêche pas les chirurgiens de continuer à employer l'iodoforme avec le plus grand succès.

Cette substance subit évidemment dans l'organisme une décomposition qui ne se fait ni dans les bouillons de culture, ni à l'air libre et qui a pour résultat de donner naissance à des produits (iode naissant ou autres) qui entravent la pullulation microbienne.

Les expériences de Roux et Linossier sur le muguet nous ont ouvert de nouveaux horizons très intéressants sur le mécanisme par lequel des substances non antiseptiques, comme les alcalins par exemple, mettent obstacle au développement d'organismes inférieurs au point d'amener leur destruction.

Une action indirecte de ce genre doit se passer pour le chlorate de potasse.

Donc, l'action favorable du chlorate de potasse ne prouve rien contre la nature microbienne de la stomatite. Il s'en faut d'ailleurs qu'il réussisse, même d'après les classiques, à guérir la maladie dans tous les cas.

D'autre part Galippe nous apporte une preuve positive tirée de ses observations : l'antisepsie buccale a eu pour résultat la guérison rapide des ulcérations dans tous les cas où il l'a appliquée.

De ce qui précède, nous sommes donc autorisé à conclure que la stomatite ulcéro-membraneuse est une maladie infectieuse et qu'elle exige à ce titre un traitement antiseptique dont l'énergie sera en rapport avec la gravité des lésions.

Cette origine microbienne de la maladie n'élimine en aucune façon l'intervention des différentes causes occasionnelles qui ont été invoquées pour sa production, en particulier l'évolution de la dent de sagesse. Les défenseurs de cette opinion n'ont eu qu'un tort, celui d'être trop exclusifs.

Les mêmes accidents ulcéreux ont été observés par Galippe chez les enfants au moment de l'éruption de la deuxième grosse molaire de lait, de la première et de la deuxième grosses molaires permanentes.

L'évolution dentaire agit non seulement en préparant le terrain, mais en modifiant la virulence des microbes.

D'après Galippe, la composition des liquides buccaux serait changée, et le microbe resté saprogène en végétant dans le tartre, deviendrait pathogène en pullulant dans les liquides buccaux ainsi transformés.

Nous dirons peu de chose du traitement, il se résume en un mot, l'*antisepsie buccale* la plus rigoureuse.

On emploiera concurremment les applications locales sur les ulcérations et les lavages généraux de la bouche.

On se servira pour les applications locales de solutions fortes, et mêmes caustiques, si les ulcérations sont rebelles, (acide chromique, acide phénique au 1/20, etc.). Ces applications seront faites 2 fois par jour, ou plus souvent s'il est nécessaire.

Pour les lavages, on utilisera des solutions plus faibles, en particulier la solution phéniquée à 3/1000 additionnée de thymol, la solution de sublimé au 1/4000 ou plus concentrée s'il le faut. La fréquence des lavages devra être en raison directe de la gravité de la maladie.

Les effets du traitement sont extrêmement rapides, la fétidité de l'haleine diminue la première ; avec un traitement énergique elle peut disparaître entièrement en 24 ou 48 heures ; les autres symptômes s'amendent et disparaissent en peu de jours, même dans les cas graves.

IV. Gingivo-stomatites toxiques. — Les gingivo-stomatites dites toxiques sont celles qui se montrent consécutivement à l'absorption de certains composés métalliques, mercure, bismuth, plomb, arsenic, phosphore, etc., etc. La plus fréquente et la mieux connue est la stomatite mercurielle, c'est d'elle que nous nous occuperons d'abord. Elle peut servir de type de description, car les autres s'en rapprochent tellement que la plupart des auteurs les considèrent comme identiques ou très analogues.

Stomatite mercurielle. — Cette assimilation que nous établissons entre la stomatite mercurielle et les stomatites septiques est loin d'être classique : elle est à peine soupçonnée par la plupart des médecins et il n'existe guère sur ce sujet que le travail de Galippe. La question mérite donc un examen sérieux. M. Galippe l'a discutée à fond, nous lui empruntons ses arguments.

Tous le débat se réduit à ceci :

La stomatite mercurielle a-t-elle des caractères spécifiques permettant de lui conserver son autonomie? Ou bien ces caractères sont-ils les mêmes que ceux des stomatites septiques, à origine parasitaire, à lésions auto-inoculables, produisant des phénomènes d'intoxication, et malgré des causes diverses, présentant toujours des traits fondamentaux communs ?

Pour nous éclairer, examinons parallèlement les signes de la stomatite mercurielle et ceux de la stomatite septique par excellence, la stomatite ulcéro-membraneuse (sans perdre de vue, dit Galippe, que chacun fait sa stomatite, non comme il veut, mais comme il peut, c'est-à-dire avec sa constitution propre, héréditaire ou acquise, et aussi avec son état pathologique actuel, local ou général). Nous allons retrouver dans la première tous les symptômes signalés comme appartenant à la seconde.

Pour faciliter la comparaison, nous mettrons en regard, sur deux colonnes, les symptômes classiques fondamentaux attribués à ces deux variétés de stomatites :

I. — *Évolution des accidents en surface.*

(Cette succession de phénomènes est pour Galippe, surtout individuelle et dépend davantage encore de l'état antérieur de la muqueuse buccale).

Stomatite mercurielle

Il se fait d'abord un gonflement et une coloration plus ou

Stomatite ulcéro-membraneuse

Les gencives, surtout la gencive inférieure, sont le siège le

moins vive des gencives. Les accidents débutent le plus souvent au niveau des incisives inférieures.

Du maxillaire inférieur les accidents se transmettent au supérieur, ils se propagent à la face interne des joues, débutant par des sillons ou plaques parallèles aux arcades dentaires, situés au même niveau que les gencives auxquels ils sont superposables.

La langue est d'abord rouge et gonflée, puis apparaissent des plaques blanches débutant par les faces latérales c'est-à-dire par les points en contact direct avec la face interne des gencives ou du rebord alvéolaire.

Les piliers du voile du palais l'amygdale sont atteints, le pharynx, l'œsophage, les voies digestives peuvent se prendre à leur tour.

plus ordinaire de la stomatite ulcéro-membraneuse, soit seules, soit en même temps que d'autres points de la muqueuse buccale (Bergeron).

Les ulcérations gagnent la face interne des joues ; elles sont généralement unilatérales ou tout au moins plus accusées d'un côté que de l'autre, puis elles envahissent la voûte palatine où l'ulcération est en continuité avec celle du bord postérieur de la gencive des dents supérieures. Elles apparaissent aussi à la face interne des lèvres (surtout la lèvre inférieure) et là elles coïncident avec des ulcérations gingivales, surtout pariétales, et situées du même côté qu'elles.

Les lésions envahissent rarement le voile du palais et l'amygdale.

II. — *Évolution des accidents en profondeur.*
(Caractères de l'ulcération)

Apparition d'une plaque blanc grisâtre accompagnant ou suivant les phénomènes inflammatoires (desquamation épithéliale d'abord superficielle puis profonde). La lésion se creuse,

Apparition d'une plaque jaune pseudo-membraneuse qui s'étend en surface et en profondeur. L'ulcération est quelquefois très profonde et comprend une grande épaisseur de la gen-

affecte la muqueuse elle-même, prend l'aspect gangréneux et s'étend plus ou moins rapidement, intéressant la muqueuse à des profondeurs variables ; la chute des eschares produit parfois une sérieuse hémorrhagie qui laisse après elle des ulcérations plus ou moins graves.

Abandonnées à elles-mêmes, elles peuvent ne pas se réparer et être le point de départ d'ulcérations nouvelles.

cive ou du tissu sous-muqueux de la joue.

Abandonnée à elle-même elle passe facilement à l'état chronique et se prolonge plusieurs mois sans aucune tendance à la guérison spontanée.

III. — *Ganglions sous-maxillaires.*

Gonflement douloureux parfois très considérable.

Idem.

IV. — *Salivation.*

Faible d'abord, bientôt très abondante ; elle peut à cause de son abondance et de la difficulté de la déglutition s'écouler hors de la bouche.

Constante, plus abondante dans les ulcérations des gencives et des parois que dans les ulcérations de l'arrière bouche, la quantité atteint 200 grammes à 1 litre en 24 heures. Elle est toujours alcaline.

V. — *Fétidité de l'haleine.*

Horrible.

Extrême, rappelant celle de la stomatite mercurielle bien que Bergeron pense qu'on puisse l'en distinguer.

VI. — *Phénomènes généraux.*

La température ne s'élève guère au-dessus de la normale.

La fièvre est souvent nulle et rarement vive. Il existe de l'em-

Des phénomènes intestinaux, diarrhée et coliques (dans les cas graves) précèdent généralement la stomatite.

« Après avoir présenté de la céphalalgie, de l'agitation, un état de malaise général, les malades montrent plus tard un état d'abattement, une paresse intellectuelle avec conservation plus ou moins complète de la connaissance, s'accompagnant de somnolence continuelle conduisant au collapsus et à la mort » (Th. de Brun).

barras gastrique, des nausées, de la diarrhée.

La prostration des forces, l'hébétude du visage peuvent simuler la fièvre typhoïde (Bergeron).

VII. — *Durée et Pronostic.*

Variable. L'état général domine la situation bien plus que la quantité souvent minime du toxique absorbé. Les accidents buccaux peuvent contribuer à la mort, sinon la déterminer à eux seuls.

Peu grave pour Bergeron. Galippe admet cette bénignité pour les adultes observés par Bergeron, hommes jeunes et bien portants ne présentant pas les conditions prédisposantes offertes par les malades susceptibles de faire de la stomatite mercurielle (syphilitiques, femmes en état puerpéral, atteintes de néphrites, etc.), mais chez les enfants il a observé souvent des formes graves avec état cachectique amené soit par l'auto-intoxication, soit par l'état maladif antérieur.

Diagnostic différentiel. — Bergeron a cherché à l'établir. Au début, il serait facile, en raison de la non existence d'ulcérations sur les gencives dans la stomatite mercurielle, mais ce signe n'est pas constant. A une période plus avancée, l'incertitude serait permise ; cependant, la tuméfaction de la langue et des gencives, la fétidité particulière de l'haleine dans la stomatite mercurielle, peuvent encore permettre le diagnostic ; dans les cas graves, il devient tout à fait malaisé.

On voit qu'en définitive, il n'est pas facile de distinguer l'une de l'autre ces deux maladies qui, pour n'être pas absolument identiques, puisqu'elles dérivent de causes occasionnelles diverses, et évoluent sur des terrains différents, n'en ont pas moins la même filiation (Galippe).

La preuve en est qu'en Allemagne on ne les distingue pas : la stomatite ulcéro-membraneuse est généralement confondue avec la stomatite mercurielle. Nos classiques en sont réduits le plus souvent à faire le diagnostic par élimination (absence d'absorption mercurielle).

Il n'y a donc point de stomatite mercurielle proprement dite, c'est-à-dire de stomatite appartenant à l'intoxication mercurielle et n'appartenant qu'à elle. Les caractères cliniques que les auteurs lui attribuent, les lésions anatomiques qui l'accompagnent, sont sensiblement les mêmes que ceux de la stomatite ulcéro-membraneuse.

1° Si les lésions de la stomatite dite mercurielle étaient dues, comme on l'a prétendu, à l'action du mercure éliminé, ces lésions ne seraient point *auto-inoculables* et elles présentent ce caractère au plus haut degré.

C'est là un point d'une importance capitale ; or, nous voyons ces lésions débuter par les gencives, s'étendre à la muqueuse buccale, aux lèvres, au pharynx, à l'œsophage, à l'estomac, peut-être à l'intestin, provoquer l'infection des ganglions sous-maxillaires, l'hypersécrétion et peut-être aussi l'infection des glandes salivaires.

Cette propagation de l'infection n'a rien à voir avec la lésion locale et topique que pourrait produire un médicament irritant, lésion traumatique incapable de s'étendre par elle-même et de se propager de proche en proche (Galippe).

2° La gravité des phénomènes d'intoxication est tout à fait hors de proportion avec la dose de toxique ingéré, et pour expliquer cette gravité tous les auteurs ont été obligés d'invoquer des causes adjuvantes que nous étudierons plus loin, mais en tête desquelles il faut placer l'auto-intoxication.

Toutes les lésions qu'on a attribuées à l'élimination du mercure peuvent s'expliquer par la seule intervention des microbes.

En dehors de nos idées actuelles, les anciens observateurs avaient déjà remarqué que les malades succombent à des accidents de *pyohémie*. Le mercure, quand il est absorbé à doses suffisantes peut évidemment jouer un rôle plus ou moins décisif, mais même dans ces cas il faut y joindre les accidents urémiques, l'albuminurie et surtout l'*auto-intoxication*. Un fait qui nous a beaucoup frappé, dit Galippe, c'est la *gravité des symptômes intestinaux* pendant la vie et l'intensité des lésions trouvées dans l'intestin après la mort, lésions attribuées généralement au mercure, mais la dose est parfois si minime qu'il y a disproportion inadmissible.

Ne se passerait-il pas dans l'intestin des phénomènes analogues à ceux qui se passent dans la bouche, c'est-à-dire des lésions microbiennes comme dans certaines maladies infectieuses (fièvre typhoïde, choléra, phlegmon diffus, pyohémie, septicémie). Le siège des lésions peut varier, mais le mode de production doit être identique.

Cette conception est de nature à modifier profondément les méthodes de traitement actuellement en usage.

Généralement les phénomènes intestinaux précèdent la stomatite, il se peut qu'au début ceux-ci soient sous la dépendance du toxique : « Les selles, au début, simplement aqueu- « ses, parfois glaireuses, verdâtres, donnent souvent une « odeur infecte ; au bout d'un ou deux jours, elles sont striées « de sang » (Thèse de Brun).

Il n'y a pas de relation nécessaire d'après Brun entre la gravité de l'intoxication et celle de la stomatite.

Ces caractères de la stomatite mercurielle, nous allons les retrouver dans les stomatites observées dans d'autres intoxications métalliques, bismuthique, saturnine, arsenicale, phosphorique.

Stomatite bismuthique. — Elle n'est pas encore complètement étudiée : les lésions décrites chez l'homme n'ont pas de gravité exceptionnelle.

Elle est surtout connue comme stomatite expérimentale. Dalché et Villejean l'ont étudiée sur des chiens, animal bien choisi puisqu'il présente un grand nombre de lésions buccales ou dentaires observées chez l'homme, la gingivite infectieuse en particulier.

Les symptômes sont les suivants :

1° Un liséré brun violacé, noirâtre, luisant se dépose sur le rebord gingival qui se gonfle.

2° Des plaques ulcérées apparaissent sur les parois de la bouche et la face inférieure de la langue et peuvent gagner la voûte palatine. L'*auto-inoculabilité* des lésions ressort clairement des descriptions de Dalché et Villejean ; le lieu d'élection des ulcérations est au point de contact de la muqueuse des joues et des lèvres avec les dents, et à la face inférieure de la langue près du bord.

3° Ces ulcérations plus ou moins fongueuses, avec ou sans liséré noir, saignent plus ou moins facilement et peuvent dans les cas les plus aigus se compliquer de gangrène, parfois presque dès le début.

« Par le fait de l'auto-intoxication et de l'état général mau-« vais, les ulcères de la gueule ont sans doute subi plus « facilement l'influence des diverses bactéries contenues dans « la salive et rapidement sont devenues gangréneuses » (Dalché et Villejean).

4° Salivation abondante.

5° Fétidité de l'haleine.

6° Albuminurie. Entérite avec selles sanglantes, dysentériformes et légère congestion hépatique avec polycholie.

L'intensité des lésions est proportionnelle à la quantité de métal absorbé.

Toutes les stomatites se sont terminées par gangrène.

Dalché et Villejean sont amenés par leurs expériences à rapprocher les phénomènes par eux observés de ceux qui sont causés par différents autres métaux toxiques (mercure et plomb).

Balzer a obtenu des résultats un peu différents.

Il a observé des lésions très localisées, symétriques, sans stomatite à proprement parler, sans gonflement ni changement de coloration de la muqueuse autour de ces lésions.

Ce sont des plaques de sphacèle jaune verdâtre apparaissant à la mâchoire supérieure, soit sur le rebord alvéolaire et dans le repli gingivo-labial, soit sur la lèvre avec liséré gingival brun noirâtre du même côté. Ébranlement des dents qui deviennent d'abord rougeâtres puis noires et déchaussées.

Les ulcérations très superficielles se recouvrent de plaques diphtéroïdes et verdâtres. Amaigrissement et affaiblissement rapides.

Si la dose de poison administrée a été faible, l'animal se rétablit parallèlement à la restauration des lésions buccales, soit, dit Balzer, que l'animal s'alimente plus facilement, soit, dit Galippe, qu'il ne fasse plus d'auto-infection.

Balzer a établi le diagnostic différentiel avec la stomatite mercurielle. Mais il ne faut pas perdre de vue, dit Galippe, que le mode d'introduction du toxique et la façon de réagir du chien peuvent notablement différer de ce qu'on a observé chez l'homme, on ne peut donc conclure qu'approximativement.

Examinons les divers points :

1° L'apparition de la stomatite mercurielle est tardive, d'après Balzer. C'est inexact, dit Galippe, elle peut apparaître quelques heures après l'absorption ; chacun réagit comme il peut, suivant son état général et local et ses moyens d'élimination.

2° La coloration particulière de l'exsudat peut être propre au bismuth, mais l'exsudat existe également dans la stomatite mercurielle.

3° Le déchaussement et l'ébranlement des dents ne sont pas particuliers au bismuth.

4° La salivation n'est pas un symptôme initial comme le prétend Balzer, mais bien un phénomène secondaire (Rabuteau) consécutif au caractère infectieux des ulcérations et de la gingivite comme dans la stomatite mercurielle.

5° La fétidité de l'haleine est un phénomène commun.

6° L'amaigrissement et l'affaiblissement sont rapides, à cause de la difficulté d'alimentation (Balzer), à cause surtout de l'intoxication par septicémie buccale (Galippe).

Quant à l'apparition rapide des plaques de sphacèle et à la non coexistence constante d'une stomatite généralisée, elles peuvent tenir à des conditions particulières qui pourraient chez l'homme déterminer des symptômes différents.

La localisation des lésions, leur disposition symétrique peuvent tenir à des conditions propres à l'animal.

En résumé, la stomatite bismuthique ne paraît pas différer radicalement de la stomatite dite mercurielle de l'homme et comme celle-ci on peut la faire rentrer dans la classe des stomatites septiques.

Pour les STOMATITES SATURNINE ET ARSENICALE, nous serons plus bref. Mêmes symptômes fondamentaux, fétidité de l'haleine, salivation, lésions des muqueuses gingivale et buccale.

Dans la stomatite *arsenicale* les lésions peuvent gagner le pharynx, devenir gangréneuses, les dents se déchaussent ; il peut y avoir des douleurs gastralgiques intenses, des nausées, des vomissements, de la diarrhée souvent sanguinolente. Tous ces symptômes appartiennent également à la stomatite mercurielle.

Quant à la stomatite PHOSPHORIQUE. (produite par l'usage interne des préparations phosphorées (paralysie, ataxie), il n'en existe pas de description complète ; cela peut tenir, dit Galippe : 1° à sa rareté relative ; 2° à ce qu'elle est dominée par un accident de la plus haute gravité, la nécrose phosphorée.

Les courtes descriptions qui en ont été données ne diffèrent en rien de la gingivite mercurielle.

La question de la nécrose *phosphorée* est des plus obscures. On invoque habituellement comme cause productrice de cette lésion l'action locale élective exercée sur le maxillaire, *sans que les dents soient touchées* par les produits oxygénés du phosphore.

C'est une hypothèse toute gratuite et sans aucune preuve.

Le caractère envahissant de cette ostéite particulière, les abcès, les suppurations qu'elle provoque, impliquent nécessairement l'existence des organismes infectieux que nous sommes habitués à rencontrer dans cette forme d'accidents (Galippe).

Il y aurait donc lieu, dit Galippe, d'étudier à nouveau cette question et de voir quelle part doit être faite dans la nécrose phosphorée à l'élément infectieux : si les micro-organismes y entrent, même pour une part restreinte, il y a lieu d'en tenir compte pour la prophylaxie et le traitement.

Les auteurs paraissent d'accord sur ce point que les malades succombent à des accidents pyohémiques ou d'auto-intoxication d'autant plus redoutables qu'ils trouvent un terrain préparé par l'intoxication phosphorique concomitante.

L'examen récent de dents non cariées enlevées à un malade atteint de nécrose phosphorée, nous a montré, dit Galippe, après coloration par la méthode de Gram, à l'extrémité de la racine une altération profonde du cément (processus de destruction et de néoformation) comme on le constate généralement dans les cas de cémentite très accusée. Ces altérations se rencontrent également localisées sur des points assez éloignés du sommet.

Dans les anfractuosités se trouvent de nombreux micro-organismes.

Les lésions sont surtout accentuées dans la région où le canal radiculaire traverse la couche de cément.

Le ligament est détruit, et dans tous les points où ses débris altérés persistent, ils sont envahis par des parasites.

Aussi Galippe considère-t-il le rôle de l'élément infectieux dans la nécrose phosphorée comme des plus importants.

Conclusion. — Les stomatites d'origine toxique présentent des caractères tellement voisins de ceux observés dans les stomatites septiques qu'on peut les considérer comme identiques.

Les différences minimes que ces stomatites considérées jusqu'alors comme ayant une évolution propre peuvent présenter, tiennent autant au sujet (intensité, chronologie des accidents) qu'à la nature du métal employé (coloration des gencives, bismuth, plomb).

Maintenant, comment l'ingestion de certains produits métalliques peut-elle donner naissance à des gingivo-stomatites septiques dont la gravité est tout à fait hors de proportion avec la quantité de métal toxique introduit dans l'économie ?

M. Galippe en donne l'explication suivante :

Théorie de la salivation mercurielle.

La composition intime de la salive est loin d'être complètement connue, mais ce qu'on sait, c'est qu'elle est capable de se modifier suivant que la sécrétion se fait normalement ou se produit à la suite d'une irritation quelconque.

Or les organismes pathogènes de la bouche restés silencieux tant que les conditions n'étaient pas très propices à leur développement peuvent s'accroître avec une incroyable rapidité, si sous l'influence d'une cause quelconque la qualité de la salive subit des modifications favorables à leur développement.

Or, dans la stomatite mercurielle, comme dans les autres formes de stomatite septique, la salive subit des modifications manifestes. Sa quantité peut être très considérable, sa composition chimique est changée, elle renferme une quantité notable d'albumine, sa densité voisine de 1008 à l'état normal peut s'élever à 1059 pour diminuer ensuite et retomber parfois au-dessous de la normale (Rabuteau).

D'autre part, l'individu se trouve toujours en état d'opportunité morbide, soit qu'il s'agisse d'un syphilitique, soit d'une femme en état puerpéral, accouchée dans des conditions anormales, menacée ou atteinte d'infection, ayant ou non des urines albumineuses.

Ces 2 éléments : *modification de la salive, diminution de résistance* de l'individu, concourent au même résultat : pullulation des microbes.

Mais pourquoi cette modification de la salive ? Un travail de MM. Brasse et Wirth communiqué à la Société de biologie va nous éclairer à ce sujet.

Tout d'abord, disent ces auteurs, l'organisme fixe le mercure, puis, quand il est saturé, l'élimination commence, elle se fait par les reins et les glandes salivaires, seuls émonctoires par lesquels s'élimine le mercure. Le tube digestif et la peau ne jouent qu'un rôle insignifiant.

A l'état normal, l'élimination rénale du mercure est le double de l'élimination salivaire; mais si l'un des organes cesse de livrer passage au mercure un surcroît d'élimination pouvant entraîner des troubles fonctionnels ou organiques s'impose aux autres organes.

C'est le *rein* qui supporte le mieux l'excès d'élimination, il se produit toutefois de la *polyurie*, parfois de l'albuminurie (néphrite).

L'albuminurie peut se rencontrer sans polyurie; mais l'élimination de mercure par l'urine cesse dès que celle-ci devient albumineuse et réciproquement quand l'albuminurie disparaît le mercure passe de nouveau dans l'urine.

Ce fait, comme nous le verrons, rend compte de la fréquence des stomatites chez les syphilitiques et les femmes enceintes.

Les mêmes phénomènes se passent du côté des glandes salivaires. Il y a hypersécrétion salivaire chaque fois que la quantité de mercure éliminée par la salive est supérieure à la quantité que celles-ci peuvent éliminer normalement.

La *salivation* mercurielle est donc intimement liée à la *quantité* de mercure éliminée par la salive.

La *stomatite* mercurielle, au contraire, n'a rien à voir avec la quantité de mercure éliminée; il faut, pour quelle se produise qu'il existe du mercure dans la salive, mais la dose peut en être excessivement faible.

La stomatite est surtout sous la dépendance de diverses conditions étiogéniques (état des dents, des gencives, etc.).

Stomatite et *salivation* peuvent donc exister l'une sans l'autre.

Lorsque les reins et les glandes salivaires sont insuffisants, le supplément d'élimination qui incombe aux organes digestifs a pour conséquence de la diarrhée, des douleurs intestinales, etc.

Ainsi, néphrite, stomatite, entérite, s'expliquent, pour MM. Brasse et Wirth, par le même mécanisme, action directe du mercure sur les organes.

En réalité, la question est plus complexe, car outre le mercure, il existe un facteur d'une extrême importance, c'est l'*auto-intoxication* par les produits de sécrétion microbienne ou toxines, qui seule peut expliquer la gravité quelquefois mortelle (le fait n'est pas rare dans certaines stomatites ulcéro-gangreneuses) des accidents déterminés par des doses de mercure insuffisantes par elles-mêmes pour entraîner la mort, même en tenant compte de l'état des reins.

En résumé, le métal, quel qu'il soit, n'est qu'une cause occasionnelle ; l'élément principal est la modification produite dans la salive et comme conséquence de cette modification la pullulation tout à fait anormale des organismes septiques.

Certaines causes prédisposantes interviennent pour déterminer l'apparition de ces lésions et leur imprimer un caractère de gravité plus ou moins considérable.

Parmi les causes générales, l'*état des reins* joue un rôle considérable dans la genèse de la stomatite en créant pour les glandes salivaires un surcroît d'élimination se traduisant par un changement dans la composition de la salive d'abord, dans la quantité émise ensuite.

La thèse de Brun contient de nombreuses observations cliniques très probantes ; dans tous les cas d'intoxication, on a noté l'albuminurie ; dans les cas graves l'oligurie jusqu'à anurie complète.

La *syphilis* peut jouer un rôle important de deux façons : 1° en débilitant l'état général ; 2° par les lésions rénales qu'elle détermine et qu'on a crues longtemps provoquées par le mercure.

Un fait certain, c'est qu'à la période secondaire les lésions buccales présentent une physionomie et une gravité toutes particulières.

La *scrofule, tout état général grave*, alors que les conditions locales nécessaires sont réalisées, imprime aux stomatites un caractère de sévérité tout particulier.

L'*état de grossesse, l'état puerpéral* créent une prédisposition à l'exagération des troubles fonctionnels et à l'aggravation des lésions organiques préexistantes.

Si l'on y ajoute toutes les circonstances susceptibles d'aggraver ou de compliquer les conséquences de l'état puerpéral (forceps, déchirure périnéale, délivrance artificielle, hémorrhagie) on comprendra que le mercure puisse produire des accidents variés.

Parmi les CAUSES LOCALES prédisposantes, il n'y en a pas de plus fréquente ni de plus importante que la présence d'une *gingivite*, ce qui ne veut pas dire que tous les individus ayant une gingivite et auxquels on administre du mercure auront de la stomatite. Si le rein fonctionne bien, la gingivite recevra un élan plus ou moins considérable, mais il n'y aura pas de stomatite ou elle sera légère et cédera après la suspension du médicament.

L'état du système dentaire est certainement une des causes les plus importantes de stomatite ; des dents déchaussées, en mauvais état, le tartre, toutes les causes locales d'irritation déterminent la localisation septique sur la muqueuse en imminence morbide. On aura ainsi des inflammations intenses avec des doses relativement faibles de mercure.

S'il n'y a pas de dents il n'y aura pas de stomatite (enfant, vieillard) ; s'il existe une seule dent, la gingivite débutera autour de cette dent, et se propagera à la muqueuse buccale par auto-inoculation. Ce fait démontre que la stomatite semble débuter toujours par de la gingivite.

C'est assez difficile à expliquer. On peut supposer, dit Galippe, que la gencive, par son bord libre sert d'habitat à des parasites disparaissant avec lui parce qu'ils ne trouvent plus de conditions favorables à leur développement. D'autre part, quand on avulse une dent dans la pyorrhée alvéolaire, les accidents cessent dans l'immense majorité des cas et il se fait une cicatrisation rapide. Les exemples d'envahissement du maxillaire sont rares, mais la gravité des lésions dépend bien plus de l'état général que de la maladie elle-même.

Traitement. — Les succès obtenus dans la stomatite mercurielle par la méthode antiseptique démontrent sa nature parasitaire.

En 1884, Galippe a soigné ainsi, principalement avec la solution de sublimé, une gingivo-stomatite intense chez un syphilitique avec accidents oculaires et cérébraux sans discontinuer le traitement.

En 1888, le professeur Errico de Renzi publia dans Il Morgagni (Bull. méd., 13 mai 1888) 2 observations de *stomatite mercurielle guéries par le mercure* et qu'il traita ainsi en se basant sur ce fait que dans la stomatite mercurielle existe un *processus évident de décomposition*. Le traitement mercuriel, dit-il, ne produit point la stomatite directement mais seulement en modifiant la nutrition de la muqueuse buccale de façon à favoriser la décomposition des liquides qui la recouvrent ; le sublimé, puissant antiseptique, arrête cette décomposition et guérit la stomatite. « J'emploie le sublimé contre toute espèce de stomatite fétide. Je considère, en effet, cette affection avec Bohn et tous les auteurs modernes comme une entité anatomique mais non étiologique. C'est pour cela que la stomatite du scorbut, de l'empoisonnement par le plomb cède très probablement à l'action du sublimé de la même façon que la stomatite fétide mercurielle. La solution de sublimé au 1/4000 appliquée en collutoire (1/2 litre par jour) suffit pour amener la guérison en 5 jours. En moins d'un jour la fétidité disparait. Il en est de même, en 2 à 3 jours pour la rougeur et la tuméfaction des gencives.

Depuis la publication de ces deux observations remarquables, la littérature médicale parait être restée muette sur ce sujet.

Le traitement des accidents septiques d'origine mercurielle comprend : la prophylaxie et le traitement proprement dit.

Prophylaxie. — Si les accidents graves et même la mort qu'ont entrainés parfois de faibles doses de mercure ne pouvaient être évités il faudrait abandonner sans hésiter l'usage de cet antiseptique comme trop dangereux, mais avec des précautions ces accidents peuvent être presque sûrement prévenus. Le sublimé étant surtout employé chez des femmes en état puerpéral, ce sont elles principalement qu'il faut avoir en vue.

Il faut : 1° s'assurer *de l'état des reins*. L'intégrité ou l'insuffisance rénale domine la situation au point de vue de la détermination des accidents provoqués par l'absorption du sublimé corrosif.

Si l'on constate des traces d'albumine, quelque menacée d'infection que soit la femme, quelque graves que paraissent les conditions où elle se trouve par suite d'état général mauvais, de manœuvres obstétricales pénibles, il faut renoncer au sublimé.

En cas de doute sur l'existence de l'albuminurie, il convient non seulement d'examiner l'urine au point de vue de l'albumine avec le plus grand soin et les procédés les plus délicats, mais il faut en prendre la densité, faire une analyse plus complète (urée, etc...) ; on sait en effet que dans l'insuffisance rénale l'urine peut ne contenir que des quantités infinitésimales d'albumine même n'en révéler aucune trace à certains moments et pendant plusieurs jours de suite. Il est donc prudent de s'entourer de toutes les garanties (densimètre, uréomètre, etc...) ;

2° S'assurer de l'*état de la bouche*. Si le sublimé est reconnu nécessaire, il faut faire de l'antisepsie buccale préventive soit en traitant une gingivite préexistante soit en détruisant les causes d'irritation locale, en imposant des règles hygiéniques et surtout en faisant pratiquer des lavages antiseptiques.

On évitera ainsi l'éclosion de la stomatite ou tout au moins on s'opposera à ce qu'elle prenne le caractère de gravité exceptionnelle dont nous venons de montrer les conséquences.

Traitement curatif. Les précautions n'ont pas été prises et on se trouve en présence d'une stomatite septique grave. Il faut agir très vite et énergiquement.

On prescrit habituellement d'une façon banale le chlorate de potasse qu'on regarde comme le spécifique de l'affection; il a rendu certainement quelques services mais il est notoirement insuffisant. Ce n'est pas d'aujourd'hui d'ailleurs que cette insuffisance est reconnue.

Dès 1882, M. Panas admettait que la stomatite mercurielle résulte toujours d'une stomatite antérieure et qu'on peut toujours l'éviter en guérissant d'avance par un traitement tout local les gencives et les alvéoles. Il prescrivait d'enlever tout d'abord le tartre puis d'appliquer des topiques antiseptiques jusqu'au fond des alvéoles malades, teinture d'iode, acide phénique au 1/20° qui procurent une guérison rapide.

« Le chlorate de potasse est inutile à l'intérieur ou en gargarismes, et même en gargarismes, il pourrait avoir une action irritante prédisposant à la stomatite.

« Jamais il ne fait disparaître une stomatite existante, jamais il ne prévient son apparition. »

En 1883, Fournier sans être aussi radical, conseille aussi de soigner d'abord les dents et les gencives comme moyen préventif.

Dans la stomatite déclarée, il donne du chlorate de potasse mais ajoute que c'est un médicament bien surfait, utile, mais sans action spécifique ; la médication locale est de beaucoup la plus importante.

Le seul traitement efficace de la stomatite mercurielle, c'est le traitement par les antiseptiques énergiques, sublimé, acide phénique, thymol appliqués localement sous forme de collutoires ou employés en lavages dont la fréquence sera subordonnée à la gravité des lésions buccales. Il ne faut pas hésiter dans les cas graves à faire pratiquer des lavages tous les 1/4 d'heure, toutes les 1/2 heures (Galippe).

Dans ces conditions, on peut être sûr de maîtriser le développement de la stomatite avant sa propagation au pharynx, à l'œsophage, à l'estomac. Chose bien plus importante encore, on ne laissera pas le malade s'intoxiquer d'une façon irrémédiable par les toxines, fabriquées par les microbes et pouvant favoriser encore leur multiplication.

L'état adynamique et les phénomènes intestinaux, seront traités comme étant l'expression d'accidents putrides. L'antisepsie intestinale est indiquée comme dans la fièvre typhoïde. Il faut soutenir les forces. Les autres indications seront données par les différents symptômes présentés par les malades.

Telle est la stomatite mercurielle envisagée à un point de vue plus conforme à la réalité des faits et surtout plus en harmonie avec nos connaissances actuelles sur la bactériologie et les intoxications (Galippe).

V. **Gingivo-stomatite gangréneuse. — Gangrène de la bouche. — Noma.** — La stomatite gangréneuse est une affection évidemment microbienne.

Peu de recherches ont été faites jusqu'à présent sur ses éléments parasitaires.

Pour ne parler que des plus récentes, Cornil et Babès ont décrit de petites chaînettes courtes, très serrées, formées par des microcoques libres ou réunis en zooglées.

On trouve dans la gangrène diverses espèces de bactéries, les unes rondes, les autres en forme de bâtonnets. Dans la profondeur des tissus gangrenés, les microcoques forment de grandes zooglées dont les cellules sont vivaces et se colorent bien tandis qu'elles sont difficiles à colorer en d'autres points parce qu'elles sont moins vivantes ou mortifiées.

Sur les parties mortifiées se développent secondairement une quantité considérable de bâtonnets, de chainettes, de microcoques venus de la bouche ou de l'air et contribuant ainsi à la putréfaction.

En 1888, Kanke trouva dans des coupes colorées une masse de bactéries se colorant très bien par la méthode de Gram et quelques cocci.

Enfin, en 1889, Schimmelbusch vient d'étudier à nouveau dans un cas de noma consécutif à la fièvre typhoïde les lésions et la bactériologie de cette affection. Au centre de la partie nécrosée, il trouva un grand nombre de bactéries différentes, mais à la limite de la partie nécrosée et de la partie saine, il ne trouva qu'une seule espèce de bactérie qui pénétrait assez loin dans le tissu sain par les lymphatiques, ce qui lui a permis d'en obtenir des cultures pures. Il l'a décrite comme étant un bâtonnet court avec des extrémités arrondies; ces microbes se réunissent souvent bout à bout, de façon à former de longs filaments.

Cette bactérie se laisse colorer, quoique difficilement, par le violet de gentiane en solution aqueuse à 1/100 au bout de 15 à 20 minutes et par la méthode de Gram.

Elle cultive sur les différents milieux, gélatine, gélose, etc.

Des inoculations faites avec des fragments de tissus pris au voisinage du tissu sain donnèrent des résultats très variables, ils furent nuls chez la souris et le pigeon. Chez le lapin il se produisit du pus au point d'inoculation, et chez deux poulets une nécrose circonscrite de la grosseur d'un haricot ayant des bords teintés en vert qui tomba au bout de trois semaines.

Cette affection est essentiellement *secondaire*, le ou les

microbes spécifiques ne peuvent évoluer que sur un terrain déjà profondément modifié par une maladie grave ; il s'agit le plus souvent d'enfants de 3 à 5 ans débilités par la misère, les privations, épuisés par une maladie infectieuse telle que pneumonie, dysenterie, coqueluche, fièvre typhoïde, variole, scarlatine. mais surtout rougeole (la moitié des cas). Elle peut être consécutive à la stomatite mercurielle, à la stomatite ulcéro-membraneuse.

C'est une stomatite éminemment septique ; elle présente au plus haut degré les phénomènes d'auto-intoxication sur lesquels nous avons déjà maintes fois insisté, phénomènes qui existent dans toutes les stomatites un peu étendues, mais qui atteignent ici une intensité extraordinaire ; les toxines, les matières putrides versées continuellement dans la bouche et absorbées par les malades amènent rapidement une diarrhée colliquative qui contribue à précipiter la terminaison fatale.

La septicémie buccale ne reste pas longtemps seule en scène ; des infections secondaires envahissent les viscères profonds, le poumon principalement; la gangrène peut attaquer d'autres organes, les parties génitales, le pharynx, les extrémité des membres, etc.

C'est donc une affection d'une gravité excessive, mais contre laquelle nous sommes loin d'être impuissants au début.

Il faut toujours avoir recours à la thérapeutique préventive ; il est évident qu'il est plus facile d'empêcher l'éclosion de la maladie que de l'enrayer une fois qu'elle a commencé. Donc chez tout enfant atteint d'une maladie infectieuse quelconque (nous avons cité les principales) il faut faire l'antisepsie buccale la plus sévère.

Mais l'antisepsie employée seule devient insuffisante quand la gangrène est déclarée. Les éléments infectieux sont, en effet, trop profondément enfoncés dans les tissus pour qu'on puisse les atteindre : il n'y a qu'un moyen d'arrêter la marche fatalement envahissante de la gangrène, c'est de détruire en totalité au thermo-cautère le foyer d'infection en empiétant sur les tissus sains.

L'antisepsie buccale la plus rigoureuse complétera le traitement en empêchant les fermentations putrides qui se passent dans la bouche et en préservant le malade dans la mesure du possible de l'auto-intoxication par les produits éminemment dangereux qui en résultent.

B. — MUGUET

Nous n'entrerons pas dans le récit des nombreuses discussions qui ont été soutenues sur la nature du muguet.

Aujourd'hui tout le monde est d'accord pour en faire une maladie parasitaire locale, symptomatique d'un mauvais état général, mais dès qu'il s'agit de déterminer la nature du parasite et la place qu'il doit occuper dans la classification botanique, les controverses recommencent.

Ce qui est certain, c'est qu'il ne doit pas conserver le nom d'Oïdium qui constitue une grossière erreur botanique ; ce n'est pas davantage une levûre ; l'hypothèse la plus rationnelle c'est que le muguet est le mode végétatif inférieur d'une moisissure ou d'un autre hyphomycète dont la forme parfaite est encore inconnue (Achalme).

Plaut l'identifie à la Monilia candida. Roux et Linossier le rapprochent de certains mucor et Laurent le considère comme un dématium.

La question restera en suspens tant qu'on n'aura pas trouvé un milieu sur lequel le champignon du muguet revête une forme suffisamment caractéristique pour entraîner toutes les convictions.

Nous ne décrirons pas ce parasite qui est bien connu, mais il est un certain nombre de particularités biologiques mises en lumière par les derniers travaux sur lesquelles nous devons appeler l'attention.

Il se développe sur tous les milieux artificiels utilisés en bactériologie, prenant la forme globuleuse (forme levûre) ou filamenteuse suivant que le milieu lui est plus ou moins favorable. Il se reproduit par bourgeonnement ou scissiparité directe : Roux et Linossier ont cependant constaté la formation de spores (chlamydospores) dans un milieu purement minéral, le liquide de Nœgeli.

Il est peu exigeant pour son alimentation et parvient même à utiliser un certain nombre de substances inattaquables par la plupart des champignons inférieurs : les processus qu'il provoque sont plus souvent des processus d'oxydation que de réduction, il a besoin de beaucoup d'oxygène, c'est un *aérobie* vrai.

Contrairement à l'opinion généralement admise depuis Gubler que le muguet ne pouvait se développer qu'en milieu acide, Audry annonça le premier que les cultures étaient aussi belles et aussi abondantes sur des liquides alcalins que sur des liquides neutres ou acides. Roux et Linossier sont allés plus loin et ont démontré que l'acidité gênait plutôt qu'elle ne favorisait le développement, tandis qu'au contraire l'addition d'une petite quantité d'alcali rendait la récolte plus abondante. Nous verrons tout à l'heure pourquoi il n'en est pas de même dans l'organisme.

L'*étiologie* du muguet est simple, on le rencontre en général sur les organismes affaiblis, principalement chez les enfants du premier âge atteints d'athrepsie.

On l'observe aussi chez l'adulte dans un grand nombre de maladies cachectisantes (fièvre typhoïde, tuberculose miliaire, phtisie pulmonaire, cancer à la dernière période, vieux urinaires (Guyon).

A l'état général vient se surajouter fréquemment un mauvais état local (ulcérations athrepsiques).

Aux dépens de quelle substance le muguet se nourrit-il dans la bouche ?

Ce n'est pas aux dépens de la salive, il ne se développe pas dans ce liquide : d'ailleurs dans les cas où l'on rencontre habituellement le muguet, la sécrétion salivaire est en général réduite à son minimum, et il est probable que cette hyposécrétion constitue un élément favorable à son développement.

C'est donc aux dépens des parcelles alimentaires séjournant dans la bouche qu'il doit se nourrir. La stase alimentaire est du reste plus considérable chez ces malades que chez les individus sains.

Le lait est l'aliment le plus important de presque tous les sujets chez lesquels on rencontre le muguet (enfants dothiénentériques, urinaires, etc.) ; or le lait est une substance peu favorable à sa nutrition, la lactose est pour lui un aliment hydrocarboné, à peu près nul, la caséine un élément azoté médiocre. Il faut donc que le lait subisse dans la bouche des modifications chimiques telles qu'il se transforme en une substance pouvant être utilisée par le parasite. L'action de la salive sur la lactose la dédouble avec formation de glycose (l'un des meilleurs aliments du muguet). Le muguet peut donc vivre dans la bouche des enfants, mais seulement avec le concours des diastases de la salive. Chez l'adulte, les mêmes phénomènes se passent pour l'amidon qui constitue la presque totalité des aliments hydrocarbonés employés (Roux et Linossier).

Achalme donne une autre interprétation, il dit qu'on ne peut pas compter sur la salive qui est absente ou très diminuée; il est ainsi amené à voir dans le développement du muguet un phénomène secondaire et consécutif à une première fermentation microbienne.

Cette fermentation primitive que Quinquaud admettait, dès 1868, aurait pour effet la production d'un acide, probablement l'acide lactique, qui constitue pour le muguet un aliment suffisant. Nous trouvons ainsi expliquée d'une manière toute naturelle la stomatite érythémateuse qui précède généralement d'un ou deux jours le muguet, ainsi que l'acidité de la bouche qui, avec Gubler, avait pris une si grande importance dans la pathogénie du muguet.

Achalme résume la pathogénie du muguet de la façon suivante :

1er temps. Affaiblissement de l'organisme, diminution de la sécrétion salivaire, stase alimentaire.

2e temps. Fermentation microbienne produisant des substances acides capables de servir d'aliments au muguet.

3e temps. Développement sur ce milieu du champignon dont les germes sont apportés soit par l'air des salles d'hôpital où Lebrun a pu les retrouver, soit par une contagion directe.

Le muguet est surtout buccal, mais il peut gagner le pharynx, l'œsophage, l'estomac, l'intestin, la glotte, le poumon (rare), le sein, les organes génitaux.

Il pénètre à des profondeurs différentes dans le tissu où il végète, d'où la division en muguet *épithélial* et muguet *dermique :* il peut même entrer dans l'*intérieur des vaisseaux* et se développer secondairement dans des organes éloignés, le rein, la rate, par exemple. Cette *mycose* réalisée expérimentalement pour la première fois par Klemperer, puis par Roux et Linossier, a été constatée avec certitude chez l'homme (Schmorl, Leipzig).

Traitement. — Toute maladie parasitaire doit être traitée par les antiseptiques, le muguet n'échappe pas à cette loi. Les antiseptiques en détruisant le parasite arrêteront facilement le mal dès le début.

Pour Plaut, l'agent le plus actif est le sublimé au 1/1000, Bazin employait déjà la solution hydro-alcoolique de sublimé au 1/50 en attouchements avec un pinceau de blaireau 2-3 fois par jour. Achalme conseille de réserver le sublimé pour les cas graves et tenaces. Dans les cas ordinaires, les antiseptiques facilement maniables comme l'acide borique, la saccharine 1/200 à 1/500, le chlorure de zinc 1/250 a 1/1000 (J. Simon) suffiront.

En pratique, il existe, depuis Gubler, un autre traitement par les alcalins. Audry a montré que l'idée première du traitement était fausse, mais il n'en est pas moins efficace.

Comment donc agit-il ?

Roux et Linossier l'expliquent en disant que les alcalins qui favorisent *in vitro* le développement du muguet, l'entravent dans la bouche de l'enfant en s'opposant à l'élaboration du lait par la salive ; le muguet traité par les alcalins, meurt en réalité de faim et non de l'action directe des alcalins.

Ce fait a une importance considérable au point de vue de la notion qu'il apporte du rôle complexe des antiseptiques dans l'organisme.

Pour Achalme, le muguet se développe mieux en milieu acide dans la bouche surtout parce que les autres micro-organismes buccaux y croissent moins bien qu'en milieu alcalin et que la concurrence vitale y est par conséquent bien moindre.

Avant d'abandonner l'étude des affections de la muqueuse pour passer à celle des affections de l'appareil dentaire, nous nous contenterons de signaler la *langue noire*, affection parasitaire encore peu connue, causée par un coccus que Vignal croit être le même que son coccus α : ce parasite se développe à la base des papilles qu'il entoure d'une sorte de manchon et s'insinue entre les cellules épithéliales superficielles dont il détermine la chute.

Le meilleur traitement consiste dans l'application de sublimé sur les parties atteintes combinée ou non avec le râclage.

CHAPITRE V

Traitement des affections de l'appareil dentaire.

Les deux affections de beaucoup les plus importantes de l'appareil dentaire, la pyorrhée alvéolaire et la carie, sont d'origine microbienne : l'étude des micro-organismes qui en sont les agents est encore incomplète, mais la nature même des deux affections ne saurait plus être mise en doute : il en est de même des complications qui se montrent à la suite de la carie ou de toute autre lésion portant sur la muqueuse buccale ou l'appareil dentaire, ces complications n'ont d'autre cause que la propagation des éléments infectieux au tissu cellulaire, au tissu osseux du maxillaire, etc. Cette notion est indispensable pour les traiter convenablement, et ce qui est plus important, pour les guérir.

I. — PYORRHÉE ALVÉOLAIRE

Maladie dans laquelle « des individus éprouvent prématurément un ébranlement progressif et continu d'une ou plusieurs dents, accompagné de suppuration plus ou moins abondante de l'alvéole, de phénomènes inflammatoires de la gencive, sans que les dents elles-mêmes présentent aucune altération *apparente*, et qui, abandonnée à elle-même, aboutit fatalement à la chute de ces organes » (Magitot). Chacun des auteurs ayant tenu à baptiser cette affection d'un nom en rapport avec l'idée qu'il s'en faisait, sa synonymie est fort longue : les principales de ces dénominations sont : gingivite expulsive (Marchal de Calvi), ostéo-périostite alvéolo-dentaire (Magitot), etc., et parmi les plus récentes : gingivite arthro-dentaire infectieuse (Galippe), arthrite alvéolaire symptomatique (Magitot), périodontite expulsive (Malassez, Richer).

Le vieux nom de pyorrhée alvéolaire que nous avons mis en tête de ce chapitre a l'avantage de ne pas préjuger de la nature de la maladie.

L'accord d'ailleurs commence à se faire sur cette question naguère encore si obscure et si controversée de la pathologie dentaire, les travaux de Malassez et Galippe ont convaincu les plus incrédules du rôle important joué par les micro-organismes dans cette affection et la discussion ne porte plus que sur quelques points que nous signalerons plus loin.

Dès 1884, dans une communication à la Société de biologie, Malassez et Galippe tiraient de leurs recherches les conclusions suivantes : « La maladie à laquelle M. Magitot a donné le nom d'ostéo-périostite alvéolo-dentaire est une maladie locale infectieuse et parasitaire; toute cause capable de détacher la gencive du collet de la dent (et la plus fréquente est le dépôt de tartre salivaire) permet aux micro-organismes de pénétrer entre le cément et la paroi alvéolaire et ces micro-organismes provoquent soit par action directe, soit à la suite de l'inflammation qu'ils déterminent, la destruction du ligament alvéolo-dentaire et du cément auquel s'attache ce ligament : ils pénètrent dans les canalicules et finissent par envahir la pulpe qui se mortifie ».

Pour ces auteurs la maladie est donc essentiellement microbienne et caractérisée par la pénétration dans l'alvéole de microbes pathogènes provenant de la cavité buccale.

Galippe, qui a continué depuis ses recherches sur la question, a donné à la maladie le nom de *gingivite arthro-dentaire infectieuse* qui résume l'étiologie, la marche et les lésions de l'affection.

La nature infectieuse de la maladie est démontrée : 1° par l'examen de coupes de dents colorées ; 2° par la culture et l'isolement des parasites ; 3° par la contagion qui s'opère de dent à dent et aussi d'individu à individu.

Coupes. — D'après Malassez et Galippe, la surface du revêtement épithélial de la gencive est recouverte de micro-organismes différents, au milieu desquels on distingue par places des touffes de leptothrix.

Le cément est tapissé d'une couche de parasites formant un feutrage épais et remplissant les anfractuosités creusées à sa surface, mais ces parasites vont plus loin, ils pénètrent dans les canalicules de la dentine qu'ils élargissent, et, à une période avancée de l'affection, ils atteignent la pulpe et la détruisent.

Cultures. — Il existe dans les culs-de-sac profonds consécutifs à la destruction du ligament, un grand nombre d'espèces de micro-organismes, ce qui n'a rien d'étonnant puisque ces clapiers sont en communication constante avec la cavité buccale. Pour se débarrasser autant que possible des espèces étrangères à l'affection, Galippe et Vignal ont soumis les dents (soit extraites, soit tombées spontanément) à un grattage superficiel et au flambage, de façon à n'isoler que les parasites les plus profonds.

Ils ont trouvé ainsi 6 espèces qui paraissent les plus constantes et quatre autres qui appartiennent en même temps à la pyorrhée et à la carie.

1° Le plus fréquent et peut-être le plus actif de ces micro-organismes est un *streptocoque*, qui, inoculé dans le sang ou sous la peau des animaux, produit des effets très variables; sa virulence est tantôt très grande, tantôt nulle. Galippe est tenté de le rapprocher du *streptococcus pyogène* de Rosenbach.

2° Dans presque tous les cas, le *staphylococcus aureus* a été rencontré, presque constamment associé au

3° *Staphylococcus albus*.

4° Un microbe déjà décrit par Vignal sous la lettre α, bacille plus ou moins long, est doué de propriétés saprogènes énergiques et paraît être une des formes du *proteus de Hauser*.

Les deux autres sont moins constants, ce sont deux bacilles :

5° Un petit bacille court qui forme dans le lait une assez grande quantité d'acide lactique et en amène assez rapidement la coagulation.

6° Un bacille doué de propriétés saprogènes à un faible degré.

Dans les dents présentant des altérations superficielles du collet et de la couronne, souvent à peine visibles, ces auteurs ont rencontré plusieurs des organismes décrits par eux dans la carie dentaire, en particulier les trois bacilles, désignés sous les n°s 1, 2 et 3, dont les deux premiers forment avec le lait de l'acide lactique et dont le 3e ne coagule pas le lait et le transforme en un liquide jaune brun. Ils ont rencontré également le n° 5 qui transforme aussi le lait sans le coaguler en un liquide brun devenant presque noir avec le temps et répandant une odeur nauséeuse.

Miller, qui a recherché de son côté les micro-organismes de la pyorrhée, en décrit deux :

1° Le *micrococcus gingivæ pyogenes* qu'il a isolé dans un cas de pyorrhée, et une autre fois dans une bouche excessivement sale.

Ses cultures dans les extraits de viande, les solutions de peptone, ont un caractère franchement acide et dégagent une certaine quantité de gaz.

L'injection sous-cutanée provoque chez les souris des abcès, la nécrose de la peau, la mort parfois ; l'injection dans la cavité abdominale, la mort en 12 à 24 heures. Les lapins et les cobayes sont malades pendant deux ou trois jours mais guérissent.

2° Le *bacterium gingivæ pyogenes* s'est rencontré dans les mêmes bouches et chez un autre individu dans une pulpe en suppuration.

C'est un bactérium épais, court, à extrémités arrondies. Injecté dans la cavité abdominale des souris, des lapins, des cobayes, il les tue en 10 à 20 heures.

3° *Contagion.* — C'est un fait souvent facile à constater que la contagion de dent à dent qui s'opère dans la bouche des malades atteints de pyorrhée. Il arrive parfois que l'affection débute par une dent présentant quelque anomalie (dent trop serrée, déviée, etc.) et qu'elle y reste cantonnée un certain temps : on peut voir alors la lésion gagner successivement et de proche en proche les dents voisines pour se propager à toute l'arcade, si l'on n'intervient pas pour l'enrayer.

Les faits de contagion d'individu à individu chez des personnes de sexe différent cohabitant régulièrement ne sont pas rares ; Magitot, Galippe, Le Gendre en ont cité des exemples.

Cette contagiosité de l'affection est un des plus puissants arguments en faveur de son origine primitivement et essentiellement parasitaire et suffit pour reléguer au second plan l'influence des diathèses ; or c'est là un des points encore en litige.

M. Magitot a donné à la maladie le mon d'*arthrite alvéolaire symptomatique*, pour bien montrer que, dans son esprit, elle est intimement liée aux diathèses dont elle devient l'une des manifestations ; l'arthritisme avec ses formes si diverses en serait, d'après lui, la cause principale.

M. Galippe est loin de nier l'influence du terrain qu'il a, au contraire, contribué à mettre en lumière pour certaines maladies (scrofule, syphilis, ataxie, etc.); la pyorrhée alvéolaire prend généralement un caractère de gravité en raison inverse de la résistance de l'individu (diabétiques, ataxiques, albuminuriques, etc.) ; mais ces états généraux ne constituent à ses yeux qu'un terrain d'évolution plus favorable au développement de l'affection : la pyorrhée alvéolaire n'est nullement symptomatique, elle peut exister chez des individus indemnes de tout état général morbide ou héréditaire et, comme nous l'avons vu, elle peut se propager d'individu à individu sans qu'on puisse invoquer d'autre cause que le transport direct des éléments infectieux.

Un autre point divise encore MM. Magitot et Galippe. Dans la dénomination que M. Galippe a donnée à la maladie, gingivite arthro-dentaire infectieuse, M. Magitot repousse formellement ce terme de gingivite qui ne lui semble pas exact ; jamais, d'après lui, au début de l'affection, il n'y a de gingivite à aucun degré ; le 1er signe objectif c'est la déviation de la dent, déviation qui ne s'accompagne ni de rougeur des bords libres des gencives, ni de décollement, ni de suppuration ; c'est là le premier phénomène qui trahit l'état morbide de l'articulation alvéolaire, c'est l'*arthrite* à son début.

M. Galippe est d'une opinion radicalement opposée ; la pénétration des parasites, dit-il, ne peut avoir lieu sans une lésion primitive et nécessaire de la gencive, sans une solution de continuité quelque petite qu'elle soit. Si la lésion gingivale qui a servi de porte d'entrée est très minime, un examen insuffisant peut faire croire qu'elle n'existe pas, mais il est inadmissible que la maladie débute par une déviation ou un allongement de la dent ; quand ce phénomène existe, il est nécessairement symptomatique d'une altération plus ou moins profonde du ligament, altération qui n'a pu se produire que par pénétration des éléments infectieux dans l'alvéole : l'*arthrite* n'est donc pas *primitive*, comme le dit M. Magitot, mais *secondaire*.

Toute cause, disent Malassez et Galippe, capable de détacher la gencive du collet de la dent, ouvre aux micro-organismes l'entrée de l'alvéole.

Cette cause, c'est presque toujours le tartre.

En vertu de l'irritation à la fois mécanique et pathologique qu'il exerce sur la gencive, celle-ci se décolle légèrement et, à l'abri de la portion décollée, les fermentations microbiennes deviennent plus actives.

On a objecté que, sur certaines dents, il n'y a pas de tartre. Pour avoir le droit d'en nier la présence sur la racine d'une dent, il faut, dit Galippe, en avoir fait l'examen microscopique.

Nous avons déjà expliqué que le tartre n'est pas exclusivement constitué par les concrétions pierreuses habituellement désignées sous ce nom. Si la marche de la maladie est rapide, le tartre n'a pas le temps de s'organiser et l'on ne trouve au collet des dents qu'un enduit plus ou moins visqueux. De plus, l'alvéole peut être envahi par des points très circonscrits et les micro-organismes arriver à l'apex de la racine en procédant verticalement par un chemin très étroit, sans que rien ou presque rien sur la gencive révèle la profondeur et la gravité des désordres alvéolaires (Galippe).

En dehors du tartre, certaines causes locales peuvent intervenir dans la pyorrhée, soit pour fixer l'affection sur telle ou telle dent, soit pour en modifier la symptomatologie : telles sont les positions vicieuses, le traumatisme, la compression, la minceur du bord alvéolaire.

Ce dernier élément joue, d'après M. Galippe, un rôle important dans la marche et la physionomie de l'affection : les points d'élection de la pyorrhée sont déterminés par le manque d'épaisseur du rebord alvéolaire au niveau de certaines dents : quand ce rebord est très mince, il se détruit avec une grande rapidité, beaucoup plus rapidement que la gencive et c'est en raison de ce mécanisme que se forment les clapiers, clapiers où s'accumule une certaine quantité de pus qu'on peut faire sourdre par la pression.

Mais il existe une autre forme de la maladie, qualifiée de *forme sèche* par le Dr Cruet (th. de Richer) et caractérisée d'après lui par l'absence de suppuration et de décollement gingival : il n'existe pas de clapier, les gencives rétractées paraissent avoir suivi le retrait progressif du rebord alvéolaire. Cette différence d'aspect est uniquement due pour Galippe à l'épaisseur plus considérable du rebord alvéolaire qui présente alors une résistance égale à celle de la gencive, de sorte qu'ils se détruisent parallèlement ou à peu près. Quant à la suppuration, elle existe, mais ses produits sont à chaque instant entraînés par la salive, on peut s'en convaincre par l'examen microscopique de cette sécrétion.

Grave au point de vue de la conservation des dents, puisqu'elle entraine fatalement leur chute si on ne s'y oppose pas par un traitement approprié, la pyorrhée alvéolaire passe habituellement pour n'avoir aucun retentissement sur la santé générale et pour entraîner peu de complications.

M. Galippe pense qu'on a exagéré sa bénignité : les accidents ne sont pas rares et présentent parfois un caractère infectieux tout particulier ; phlegmons aboutissant souvent à des fistules soit sur la muqueuse buccale soit à l'extérieur ; accidents ulcéreux du côté de la muqueuse buccale par auto-inoculation ; accidents osseux, surtout fréquents chez les syphilitiques, les lymphatiques, les scrofuleux et consistant dans la production de séquestres qui amènent des fistules intarissables.

En outre, l'absorption incessante des produits infectieux de la pyorrhée pendant des années peut retentir sur l'état général : il existe fréquemment de l'embarras gastrique, des troubles dyspeptiques qui disparaissent par le seul traitement de l'affection alvéolaire.

Galippe rapproche de la gingivite arthro-dentaire infectieuse des accidents graves que l'on observe parfois chez les enfants scrofuleux et qui consistent dans l'infection des alvéoles, des dents et de leurs racines, sans carie, s'annonçant par de la gingivite, des abcès, des fistules, des suppurations abondantes. On peut observer la chute d'une partie du maxillaire, la destruction des dents permanentes en voie de formation. Au microscope on trouve sur les dents enlevées des lésions très voisines de celles de la pyorrhée.

C'est une infection alvéolaire microbienne évoluant sur un terrain spécial approprié (strumeux) et qui exige le même traitement que la pyorrhée.

Traitement. — La pyorrhée alvéolaire est, ou plutôt était, une des affections les plus tenaces et les plus difficiles à guérir.

Les anciens auteurs regardaient la perte des dents comme fatale et ne connaissaient que l'extraction comme méthode de traitement (Fauchard, Jourdain). Depuis, de nombreuses tentatives ont été faites pour essayer de conserver les dents malades et le nombre des remèdes qui ont été proposés et mis en œuvre est d'autant plus considérable qu'aucun d'eux n'était assez efficace pour assurer la guérison.

Nous ne parlerons pas des moyens purement palliatifs tels que la ligature des dent ébranlées. La méthode la plus généralement employée fut celle des caustiques, alun, nitrate d'argent, teinture d'iode, perchlorure de fer, chlorure de zinc, acide chromique (Magitot), méthode qui avait le tort de ne s'adresser qu'à la gingivite sans pouvoir exercer aucune action sur les désordres alvéolaires.

Dès 1884, Malassez et Galippe déduisirent de leurs recherches sur la nature infectieuse de la maladie le traitement rationnel qu'il convient de lui appliquer.

« Le traitement doit être à la fois chirurgical et antiseptique : il consiste dans la destruction de la muqueuse gingivale sur toute la hauteur où le rebord alvéolaire est résorbé, de façon à supprimer les clapiers dans lesquels vivent et se développent les micro-organismes et l'introduction dans ces clapiers d'antiseptiques comme le sublimé corrosif à 3 ou 4 0/00 dans les cas ordinaires.

Quand les fibres ligamenteuses du périoste ne sont point détruites en totalité et que la dent peut encore être maintenue assez solidement pour remplir ses fonctions, l'affection est curable ; il n'en est plus de même quand le cément est détruit sur toute sa hauteur et que la dent est complètement infectée. »

La destruction de la muqueuse gingivale peut se faire par différents procédés, soit avec les ciseaux, soit avec le galvanocautère, soit avec les deux instruments combinés.

Voici la manière de faire de M. Cruet : avec une paire de ciseaux droits et aigus dont l'une des branches est introduite entre la gencive et la dent, il fait une section verticale de la gencive, remontant jusqu'au fond du sillon de décollement. Avec des ciseaux courbes, il sectionne les lambeaux latéraux le plus près possible de la limite du décollement. Le galvanocautère énergiquement promené sur les bords de la plaie fait le reste. La douleur est généralement supportable et peut d'ailleurs être supprimée grâce à la cocaïne. Il est clair que si un grand nombre de dents sont atteintes, on ne peut toutes les traiter en une séance ; il est rare qu'en trois ou quatre séances se succédant dans une durée de 15 jours à 3 semaines, l'opération ne soit pas complètement terminée (Th. de Richer).

Telle est l'opération principale, mais elle a dû être précédée du nettoyage complet et minutieux des dents et de leurs alvéoles ; il faut enlever jusqu'à la dernière parcelle le tartre qui descend parfois très profondément sur la racine.

C'est ce grattage, ce râclage plus ou moins énergique, portant non seulement sur la racine de la dent, mais sur les parties malades ou nécrosées de l'alvéole, qui constitue le traitement de Rigg, presque universellement employé en Amérique, où l'on fait suivre le grattage de l'application d'acide sulfurique aromatique sur toutes les parties accessibles de l'alvéole.

La suppression du clapier gingival a pour résultat de transformer une plaie anfractueuse en une plaie plate facilement accessible désormais aux divers antiseptiques. Il faudra prescrire des lavages fréquents de la bouche avec les solutions de sublimé, thymol, acide phénique, etc. et toucher les parties malades des gencives et de l'alvéole avec une solution plus concentrée (sublimé à 3 ou 4 0/00).

Ce traitement chirurgical et antiseptique, pratiqué dans toute sa rigueur donne parfois des résultats inespérés, la suppuration disparait, la consolidation s'obtient rapidement, mais il faut continuer à suivre l'hygiène buccale la plus sévère si l'on veut éviter des retours offensifs à intervalles plus ou moins éloignés. D'après Galippe, il faudrait observer ses malades un an avant d'affirmer la guérison. La partie chirurgicale du traitement ne s'applique évidemment pas à la forme *sèche* de l'affection puisque dans ces cas il n'existe pas de clapier : l'antisepsie, employée seule, suffit.

Si le malade est diathésique, il faut, bien entendu, le soumettre à un traitement général approprié.

II. — CARIE DENTAIRE

I. — Historique.

Il n'existe peut-être pas d'affection qui ait donné lieu à autant de controverses que la carie.

Jusqu'au XVIIIe siècle on n'avait que des idées assez vagues sur sa nature ; dents et tissu osseux étaient décrits ensemble, et le terme carie s'appliquait aux diverses lésions spontanées des os. Quant Louis eut créé le mot de *nécrose* pour désigner la mortification du tissu osseux, carie devint synonyme d'*ulcération* des os.

La distinction entre les dents et les os, déjà faite par Duverney et Lahire à la fin du XVIIe siècle eut quelque peine à être acceptée ; elle ne finit par s'imposer que plus tard vers le milieu du XVIIIe siècle, car on ne la trouve pas encore établie d'une façon bien nette dans la première édition de l'œuvre de Fauchard en1728.

C'est vers cette époque que commencèrent les innombrables discussions sur la nature de la carie, discussions qui se sont prolongées jusqu'à nos jours et qui dureraient encore si les découvertes des dix dernières années n'étaient venues trancher définitivement la question.

Malgré les différences profondes qui séparent la carie dentaire de la carie osseuse, le terme de carie a été conservé faute d'en trouver un meilleur, ceux qu'on a proposés étant encore plus impropres (Mortification, Hunter; Gangrène, Thomas Bell, etc.).

Nous n'avons pas la prétention de faire l'historique des diverses théories au moyen desquelles on s'est efforcé d'expliquer la carie, ces théories n'ont plus aujourd'hui qu'un intérêt rétrospectif; nous nous contenterons de les mentionner en quelques lignes avant d'arriver à l'exposé de nos connaissances actuelles sur la nature parasitaire de cette affection.

Les principales sont :

1° La théorie vitale (inflammation) à l'appui de laquelle les premiers observateurs (Hunter, Fox, Bell, etc.) invoquaient l'existence de la *carie interne ;* or il est bien démontré aujourd'hui que cette carie interne n'existe pas. De plus, la théorie vitale est réduite à néant par ce seul fait qu'un changement impossible à distinguer de la carie a lieu dans les dents naturelles et les blocs d'ivoire montés sur des pièces de prothèse.

2° La théorie chimique (Parmly, 1821, Regnard, 1828, Robertson (Birmingham), 1835). Magitot en fut le principal défenseur (1867). Elle fut à peu près universellement adoptée ; nous verrons ailleurs qu'elle contient une part de vérité, mais elle n'est qu'un des termes intermédiaires du problème, un des processus secondaires de la carie ; l'action chimique décalcifiante est due elle-même aux propriétés vitales des agents spécifiques de la carie.

3° Certains auteurs avaient recours à une théorie mixte, théorie chimico-vitale.

Citons pour mémoire la théorie électrique de Bridgeman (épiderme et derme respectivement positifs et négatifs), la théorie de Spence Bate qui faisait intervenir l'acide carbonique ; et arrivons enfin à la théorie moderne : *Théorie parasitaire* ou théorie septique de la carie.

Depuis longtemps déjà on soupçonnait dans la production

de la carie l'intervention d'organismes buccaux. Ficinus, en 1847, l'attribuait à une putréfaction produite par les petits infusoires buccaux qu'il appelle *denticola*. Pour Klencke (1850), la variété molle était due à un parasite végétal, le *Protococcus dentalis*.

En 1868, Leber et Rottenstein firent du *Leptothrix* l'agent spécifique de la carie ; dès qu'une perte de substance a été effectuée dans l'émail, ce leptothrix pénétrerait dans les canalicules, les dilaterait et les acides entrant avec le parasite dans la dentine ramolliraient et détruiraient cette substance.

Malgré le progrès qu'elle constituait et le commencement de démonstration qu'apportaient leurs auteurs, cette théorie fut peu goûtée, Schrott et quelques rares auteurs l'acceptèrent.

C'est seulement dans ces dernières années que de nouvelles recherches à l'aide des méthodes sûres et précises de la bactériologie ont donné corps à cette doctrine et en ont permis la démonstration scientifique.

En 1881, dans une communication faite au Congrès international des sciences médicales de Londres, Underwood et Miles se basant principalement sur leurs nombreux examens de coupes de dents colorées avec les couleurs d'aniline, établirent les propositions suivantes :

1° On trouve constamment des microcoques et des bactéries dans les canalicules des dents cariées (fait confirmé depuis par Koch, Miller, etc.).

2° Ces micro-organismes provoquent des fermentations donnant lieu à une formation acide excessive et c'est à cette source qu'il faut attribuer les principaux acides de la bouche.

3° Il est impossible de reproduire la carie dans des conditions aseptiques.

4° En conséquence, la carie est due aux acides formés par l'activité d'organismes enlevant les sels de chaux pendant que les substances organiques offrent un aliment et un milieu favorables aux germes eux-mêmes.

Depuis lors, ces notions ont été confirmées et complétées ; Miller, Galippe et Vignal ont isolé un certain nombre des micro-organismes agents de la carie et mis en lumière quelques-unes de leurs propriétés biologiques.

Miller a pu reproduire expérimentalement en dehors de la bouche des altérations qu'il considère comme identiques à la carie, en ensemençant sur des coupes de dents des cultures pures de ses microbes.

En sorte que toute les conditions exigées pour la démonstration de la nature infectieuse de la carie se trouvent réalisées dès maintenant :

1° Présence constante de micro-organismes dans le tissu malade.

2° Isolement et culture pure de ces micro-organismes.

3° Reproduction de la maladie par ces cultures pures.

Cela ne veut pas dire que tous les points obscurs soient élucidés, si la question capitale est résolue : ce qui, dans le cas particulier, rend les recherches extrêmement difficiles, c'est que la carie est un exemple de ces associations microbiennes que l'on rencontre si fréquemment depuis qu'on les recherche avec plus d'attention : c'est une affection essentiellement polymicrobienne, il n'y a pas un parasite de la carie, mais des parasites de la carie, parasites dont les propriétés biologiques diffèrent, dont la proportion relative est un peu variable, probablement suivant la constitution même du terrain où ils évoluent, mais dont l'intervention soit simultanée soit successive aboutit en définitive à la production d'une lésion toujours sensiblement la même que nous appelons carie.

II. — Étiologie.

La carie est donc de nature microbienne ; sa cause déterminante, effective, c'est l'action de micro-organismes spécifiques ; mais comme dans toutes les maladies infectieuses, parasitaires, le microbe n'est pas tout : pour qu'il se développe, il lui faut un milieu de culture favorable approprié à ses besoins : cette question du terrain prend dans la carie une importance considérable. Nous ne nous y étendrons pas longuement, ce côté de l'étiologie n'ayant aucun rapport direct avec l'objet de ce travail, mais nous ne pouvons nous dispenser d'indiquer en passant les conditions prédisposantes qui influent d'une manière si notable sur le développement et la marche de l'affection.

A. **Causes prédisposantes.** — Elles peuvent être rangées en 3 groupes :

1° *Conditions générales de l'économie* (rhumatisme, goutte, dyspepsie ; débilité générale, fatigues cérébrales, alimentation et assimilation insuffisantes de produits phosphatés et calciques, rachitisme, grossesse, etc.).

Ces conditions peuvent agir de deux façons :

a) En modifiant les sécrétions buccales qui deviennent favorables au développement des micro-organismes.

b) En faisant subir aux tissus de la dent une modification chimique (diminution des sels calcaires) qui les rend plus vulnérables aux agents pathogènes.

M. Galippe a démontré, par des recherches très précises sur

la composition chimique et la densité des dents l'importance de cet élément dans la carie.

2° *Défauts de structure* de la dent.

a) Émail (formation imparfaite, dents en gâteaux de miel, fissures, attaques par agents chimiques (alun).

b) Ivoire (calcification défectueuse, excès d'espaces interglobulaires).

3° *Conditions mécaniques :* favorisant l'accumulation et le séjour des substances fermentescibles et des micro-organismes à la surface de l'émail. C'est uniquement grâce à ces conditions que l'émail peut se laisser entamer et donner lieu par sa destruction progressive au 1er degré de la carie.

Il existe en effet dans toutes les bouches des points difficilement accessibles à la brosse ou aux divers procédés de nettoyage, nous voulons parler des anfractuosités de la face triturante des molaires, des interstices interdentaires plus ou moins serrés, etc.; la carie ne débute jamais sur des surfaces planes, polies, bien à découvert. Les agents pathogènes ne peuvent y séjourner assez longtemps pour en amener l'altération et la destruction; à défaut des soins hygiéniques, ils sont constamment balayés par la mastication, les boissons, les mouvements de la langue, etc...

Telles sont, en résumé, les causes adjuvantes de la carie; il nous reste à exposer avec plus de détails ce que nous savons sur la cause déterminante, c'est-à-dire les micro-organismes spécifiques.

B. **Cause déterminante.** — La recherche du micro-organisme de la carie dentaire peut se faire de deux façons : 1° par l'examen de coupes de dents colorées; 2° par la culture.

1° Coupes. — Quand on examine à un fort grossissement des coupes de dents cariées, colorées convenablement, outre les micro-organismes qui tapissent la cavité de la dent, on en voit une quantité innombrable qui ont pénétré dans les canalicules de la dentine ; ils sont entassés, pressés les uns contre les autres, pénètrent même dans les canalicules secondaires. Généralement ces canalicules sont très dilatés sur une certaine étendue par la destruction de leurs parois.

Les micro-organismes ne restent pas cantonnés au voisinage de la carie, ils pénètrent profondément, devenant moins nombreux au fur et à mesure qu'on s'éloigne de la cavité initiale, mais un certain nombre s'avancent très loin de leur point de départ, n'occupant quelquefois qu'un ou deux canalicules isolés et se rapprochant de la cavité pulpaire (Galippe).

Au contraire, plus on se rapproche de la cavité de la carie, plus les canalicules sont dilatés et envahis, si bien qu'en certains points ils finissent par se confondre, formant des sortes de lacunes, de cavernes plus ou moins irrégulières absolument remplies de microbes, et que tout à fait à la superficie il n'y a plus qu'une masse de parasites séparés par les vestiges des canalicules détruits. Les espaces interglobulaires, quand il en existe sur la coupe, se montrent absolument comblés par ces mêmes amas de microbes.

Les filaments de leptothrix n'existent qu'à la surface ou dans les couches superficielles les plus compromises, ils paraissent prendre une part minime à l'invasion parasitaire.

Par contre, les bacilles pénètrent profondément, jusque dans les canalicules les plus ténus, mais ce sont les micrococques qui pénètrent le plus loin. Dans les canaux isolés, on peut constater un passage progressif des bâtonnets allongés aux bâtonnets courts et aux micrococques (microbe β de Miller, polymorphe).

Au contraire, dans les racines abcédées, résorbées en partie, mais *non cariées*, surtout dans les dents de lait, on observe souvent que les microbes ne pénètrent que superficiellement dans les canalicules ouverts (Miller).

La carie présente donc au microscope une physionomie bien spéciale impossible à méconnaître, une distribution de lésions tout à fait caractéristique.

2° Cultures. — Il nous reste maintenant à établir l'identité de ces microbes par l'aspect de leurs cultures, leurs propriétés biologiques particulières, etc.

Nous sommes loin du temps où Leber et Rottenstein ne voyaient dans la carie qu'un parasite, le leptothrix (micro-organisme qui n'y figure que secondairement) ; Miller, Galippe et Vignal ont isolé chacun de leur côté les séries suivantes.

I. — MICROBES TROUVÉS DANS LA DENTINE

1° *Microbes de Miller.* — Dans un premier travail (*Deutsche med. Woch.*, 1884, n° 36 ; Beilage), Miller en décrit 5, qu'il désigne par les lettres grecques α, β, γ, δ, ε.

α) Le plus facile à isoler, se présente souvent sous forme de *chaînettes*, parfois en diplo ou même monocoques.

Il se développe très rapidement sur la gélatine qu'il transforme en bouillie semi-liquide et transparente. Sur plaques de gélatine, il présente l'aspect de petits boutons.

C'est ce microbe qui, en *formant l'acide lactique* aux dépens du sucre, déterminerait l'acidité de la bouche.

β) Microbe *polymorphe* se présentant sous forme de filaments, de bâtonnets et même de cocci.

Il se développe très lentement, cultive difficilement sur gélatine. Pour Miller, c'est le *véritable agent pathogène de la carie.* C'est lui qui pénètre dans les canalicules de la dentine.

γ) *Coccus* très petit, presque toujours isolé.

Il liquéfie si rapidement la gélatine qu'elle est ramollie dans toute sa largeur au bout de 4-6 heures. En 36 heures, la liquéfaction s'étend jusqu'au fond du tube. Cette *rapidité de liquéfaction*, est sa caractéristique (il présente des analogies avec le microbe E de Vignal, peut-être aussi avec le coccus trouvé par Rosenbach sur les dents cariées).

δ) *Coccus*, développement très lent sur la gélatine qu'il liquéfie, sa culture s'effile en forme de pointe à la partie inférieure du tube.

ε) *Bacille*, recourbé en virgule ; 2 bacilles en contact par leurs extrémités donnent parfois la figure d'un S ; il se présente parfois en filaments spiralés comme le microbe du choléra. Il liquéfie la gélatine ; Flügge le croit identique au bacille de Finkler-Prior.

Avec ces organismes, Miller a reproduit artificiellement la carie. Sur une coupe de dent, il a semé ses microbes ; au bout de peu de temps, ces dents ramollies se laissèrent plier ; les canalicules étaient remplis et dilatés par les micro-organismes et se perforaient au bout de quelques semaines formant une caverne dont le résultat était la carie.

Dans un travail plus récent, Miller a décrit de nouveaux microbes de la carie dont un trouvé dans la dentine, l'autre dans la pulpe.

Le *Bacillus dentalis viridans* isolé des couches superficielles de la dentine cariée se présente sous forme de petits bâtons pointus à extrémités recourbées, simples ou par paires.

Développement facile à la température ordinaire sur gélatine. Colonies presque incolores au microscope ou légère teinte jaunâtre, parfois rondes avec contour pointu, montrant lorsqu'elles ne sont pas trop voisines les unes des autres 2 ou 3 anneaux concentriques ; caractère distinctif, belle couleur verte qui se communique à la gélatine. Sur l'agar, très mince croissance à bords irréguliers, réfléchissant la lumière avec une couleur bleuâtre qui devient bleu vert quand la lumière tombe verticalement ; reste incolore sous le microscope.

Des injections sous-cutanées de ce bacille amenèrent de graves inflammations locales avec suppuration et dans un cas, la mort par septicémie ; les bactéries furent retrouvées principalement dans le sang et les organes.

Injecté dans la cavité abdominale de souris blanches et de cobayes, il tue 60 fois sur 100 par péritonite en un à 6 jours. Le sang du cœur donne des cultures pures.

Ce bacille est donc très virulent.

2° *Microbes de Galippe et Vignal.* — Pour se débarrasser des parasites qui peuvent ne pas être pathogènes pour la dent et même être étrangers à la bouche (apportés par les aliments et les boissons), ces auteurs nettoient avec soin la surface de la dent et débarrassent la cavité des matières qu'elle renferme ainsi que de l'ivoire altéré par le travail pathologique. En agissant ainsi, ils courent le risque d'en laisser échapper, mais cela vaut mieux, disent-ils, que de décrire des espèces banales ou accidentelles.

Après l'avoir trempée dans l'alcool, la dent est flambée, puis placée dans du papier stérilisé, brisée dans un étau et les fragments sont ensemencés dans divers milieux.

Ils ont pu isoler ainsi sur 18 dents, 6 espèces de micro-organismes ; 4 constamment ; le 5°, 8 fois ; le 6°, 5 fois.

1° Petit bacille court et épais, presque aussi long que large et mesurant en moyenne, 1 µ,5 de longueur.

En piqûre dans la gélatine il forme assez rapidement une traînée blanche, puis au bout de 3-4 jours commence à la liquéfier en la rendant blanc opaque.

Sur plaques de gélatine, petites colonies blanches légèrement en relief qui après avoir atteint 2-3 millim. de diamètre, s'étendent en la liquéfiant.

Il coagule le lait en formant de l'acide lactique.

2° Bacille, 3 μ de longueur, légèrement étranglé au milieu ; sa culture ne diffère que par l'extension plus considérable des colonies sur gélatine avant la liquéfaction.

Il forme *également de l'acide lactique avec le lait.*

3° Bacille ressemblant beaucoup au précédent, mais sans étranglement.

Il s'unit en chaînettes, surtout dans les milieux liquides. Extrémités coupées carrément.

Ne liquéfie pas la gélatine.

Aérobie facultatif qui détermine la formation de bulles de gaz en cultivant dans la gélatine.

Ne coagule pas le lait qu'il transforme en un *liquide jaune brun* et rend à la longue la caséine incoagulable par les acides.

4° Bacille très court et très mince, presque aussi long que large : à première vue, on le prendrait pour un coccus.

Il forme une traînée blanche dans la gélatine qui ne tarde pas à jaunir, puis la liquéfie. Il transforme la caséine du lait qui répand bientôt une odeur désagréable et il produit la dissolution de la fibrine.

La caséine brunit, comme du reste tous les milieux dans lesquels on le cultive.

5° (8 fois). Bacille, 4-5 μ de longueur, arrondi à ses extrémités.

Liquéfie la gélatine en la troublant après avoir formé une traînée blanche à sa surface.

Le lait est transformé, sans être coagulé, en un liquide brun, qui, avec le temps, devient presque noir et répand une odeur nauséeuse.

6° (5 fois). Coccus volumineux, rencontré seulement dans les dents à carie très avancée et dont les canalicules devaient être très élargis (car il a un volume de 5 μ).

Ne liquéfie pas la gélatine, mais forme à sa surface des traînées blanches.

Il coagule le lait en formant de l'acide lactique dont la proportion peut devenir considérable si on neutralise cet acide au fur et à mesure de sa production.

II. — MICROBES TROUVÉS DANS LA PULPE

D'autres microbes ont été décrits par les mêmes auteurs dans la *pulpe* des dents cariées.

Miller a trouvé dans une pulpe gangrenée :

Le *Bacillus pulpæ pyogenes*, bacille souvent légèrement recourbé et pointu, quelquefois isolé, ou en couples, ou en chaînettes de 4 à 8 anneaux.

Il croît assez rapidement dans les cultures sur plaques où il forme des colonies grandes et arrondies, d'un brun jaunâtre foncé à contour très marqué.

En strie sur gélatine, la liquéfaction commence dans l'espace de 18 à 24 heures ; jusqu'à ce moment il apparaît en lignes verdâtres, brillantes, d'un millim. d'épaisseur, sa superficie dépassant un peu le niveau de la gélatine.

En strie sur gélose, assez grande croissance de couleur blanc bleuâtre, étincelante à la lumière tombant verticalement, grise à la lumière réfléchie ; sous le microscope, grise, cornée, de structure fibrillaire; les vieilles colonies sont jaunâtres.

Il liquéfie la gélatine à peu près avec la même vitesse au centre qu'à la circonférence du tube.

L'injection dans la cavité abdominale des souris amène la mort en 18 à 30 heures.

Miller ajoute qu'il existe encore d'autres bactéries dans les pulpes gangrenées ; l'inoculation de ces pulpes aux animaux est souvent dangereuse ; les symptômes furent graves dans 36 0/0 des cas, légers dans 47 0/0, nuls dans 15 0/0.

Il a réussi à produire par des inoculations sous-cutanées à des rats une forme spéciale d'abcès gangréneux avec gaz et odeur fétide, abcès se reproduisant en série avec des caractères identiques jusqu'à 12 fois de suite, mais il n'a pu en isoler la bactérie spécifique qui ne se développe pas dans les milieux artificiels.

Dans deux autres cas, l'inoculation a été suivie d'infection sanguine, tous les organes étaient remplis de micro-organismes.

Les pulpes gangréneuses constituent donc un centre d'infection des plus importants ; on n'y retrouve pas la grande variété de bactéries qui pullulent dans la bouche ; en revanche les bactéries qui s'y rencontrent semblent généralement plus pathogènes que celles de la bouche saine (Miller).

Galippe et Vignal, de leur côté, ont isolé, dans la pulpe enflammée, non en communication avec la cavité cariée, outre les 6 micro-organismes de la dentine, 3 autres espèces qui n'ont jamais été trouvées dans la dentine. Cette absence, disent les auteurs, peut s'expliquer de diverses manières :

« Lorsque nous ensemencions des fragments de dents contenant la pulpe infectée, cette région était séparée de la cavité de la carie par une mince couche dentinaire et il se peut que par le flambage les micro-organismes renfermés dans cette mince cloison aient été détruits. On peut également supposer que les micro-organismes qui se rencontrent dans la pulpe trouvent seulement dans ce milieu des conditions propres à leur développement et que, dans leur trajet à travers la dentine, ils soient en quelque sorte annihilés dans le conflit vital qu'ils soutiennent contre les autres micro-organismes beaucoup plus nombreux et qu'ils aient ainsi échappé à notre travail d'isolement ultérieur. »

1) *Bacterium termo* qui existe dans toutes les matières protéiques en décomposition ;

2) Celui décrit par Vignal dans son premier mémoire sous la lettre G. Il agit également sur les matières protéiques, intervertit le sucre et *forme de l'acide lactique.*

3) Staphylocoque pyogenes aureus dans une dent très malade. La présence de ce microbe explique la genèse des suppurations qui peuvent se former autour de la dent cariée.

En résumé, parmi les organismes isolés les uns formeraient de l'acide lactique, les autres détruiraient la matière protéique. Les premiers dissolvent la matière minérale de la dent, les seconds font disparaître la matière organique, et cette œuvre de destruction est aidée par l'action des microbes saprogènes qui pullulent dans la cavité buccale.

Avec ces données, il nous est maintenant possible de tracer le développement en quelque sorte schématique de la carie.

1er degré. Altération et décalcification de l'émail.

La plupart des auteurs se contentent de dire que les fermentations incessantes qui s'opèrent dans la bouche aux dépens des débris alimentaires donnent naissance à des acides, acide acétique, butyrique, etc., qui décalcifient les couches superficielles de la dent et mettent à nu la dentine.

C'est exact, mais il faut préciser davantage; les acides ainsi produits sont faibles et ont besoin de rester longtemps en contact avec l'organe pour en amener la destruction; or ce contact prolongé n'est possible que grâce à certaines conditions mécaniques auxquelles nous avons fait allusion dans l'étiologie, conditions qui jouent un rôle capital dans cette carie du premier degré.

C'est, en effet, dans les sillons et les fissures des faces triturantes des molaires, dans les interstices dentaires, au niveau du collet entre la gencive et l'émail, que se font les premières altérations. Là seulement les microbes acidificateurs avec les débris alimentaires qu'ils font fermenter peuvent séjourner tranquillement et donner naissance d'une façon continue aux produits décalcifiants qui finiront par avoir raison de la couche d'émail et par ouvrir l'entrée des canalicules aux colonies microbiennes.

2e *degré*. Destruction de l'ivoire sans dénudation de la pulpe.

Une fois l'accès des canalicules ouvert, la carie va prendre une allure plus rapide. Quand on plonge une dent dans un acide, on sait que l'émail se décalcifie beaucoup plus vite que la dentine ; dans la carie c'est le contraire qui a lieu. La raison en est facile à comprendre : c'est que le champ d'action des microbes, la surface suivant laquelle ils peuvent agir par leurs sécrétions acides se multiplie d'une façon prodigieuse par leur pénétration dans les canalicules ; sur l'émail ils n'agissaient et ne pouvaient agir qu'à plat, sur une étroite surface ; dans la dentine, leurs effets s'exercent en tous sens et croissent en proportion directe du nombre et de la superficie des canalicules envahis.

Peut-être aussi, le milieu leur est-il plus favorable ; peut-être la matière organique contenue dans les canalicules offre-t-elle aux agents spécifiques de la carie des conditions de développement meilleures.

Enfin, à la surface de l'émail, les produits acides formés par les microbes se trouvaient constamment dilués par leur mélange avec la salive, d'où la lenteur de leur action : la salive, au contraire, ne peut guère pénétrer dans les canalicules et la sécrétion acide des parasites agit sur place sans rien perdre de sa puissance.

Quoi qu'il en soit de ces considérations, le fait absolument certain, c'est que l'ivoire se détruit beaucoup plus vite que l'émail et c'est cette différence dans la rapidité de l'altération subie par les deux tissus qui explique ces formes de carie où l'émail percé d'un étroit orifice recouvre une vaste cavité (ce sont des cas semblables qui avaient fait croire à l'existence de la carie interne).

En opposition avec les propriétés destructives des parasites de la carie, il est intéressant de se demander quels sont les moyens de résistance des tissus de la dent.

Laissons d'abord de côté l'émail, tissu essentiellement minéral, qui ne se modifie plus une fois formé, ne se renouvelle plus une fois détruit et qui, dépourvu de propriétés vitales appréciables, paraît n'avoir d'autre mode de protection que ses propriétés physiques et chimiques (surface lisse, dureté excessive, etc.).

Ces propriétés grâce auxquelles il n'offre que peu de prise aux attaques des parasites, paraissent suffisantes pour maintenir son intégrité en dehors des conditions mécaniques particulières qui permettent, comme nous l'avons vu, la production de la carie du 1er degré.

Pour la dentine il n'en est plus de même : malgré sa gangue minérale et son apparence de tissu inorganique, la dentine n'est pas plus que le cartilage, la cornée (autres tissus non vasculaires) un tissu mort, un composé chimique à structure invariable, ne pouvant subir d'autres modifications que celles que lui imprime l'usure; il se produit dans son intimité des phénomènes d'assimilation et de désassimilation de même ordre que dans le reste de l'économie, moins actifs et plus lents peut-être, mais tout aussi profonds ; les analyses de Galippe le démontrent.

Dès lors, il est facile de comprendre que si les micro-organismes en contact avec les tissus dentinaires donnent naissance à des acides capables de les décalcifier, le tissu attaqué, dans l'intimité duquel se passent aussi des phénomènes de chimie biologique, peut se défendre par différents processus.

1° Sa composition chimique à l'état normal peut offrir un milieu peu favorable, plus ou moins réfractaire et bactéricide pour les parasites qui cherchent à l'envahir, ce qui expliquerait l'intégrité, la résistance indéfinie à la carie que présentent fréquemment les surfaces d'ivoire dénudées, exposées à l'action continue de la salive et des éléments pathogènes qu'elle renferme.

2° Parallèlement à l'action décalcifiante des acides parasitaires, il peut se faire aux endroits attaqués, en raison même de l'irritation causée par les sécrétions microbiennes, un apport proportionnel de sels de chaux exactement capable de neutraliser la quantité d'acide sécrétée. Il existerait là un état d'équilibre instable pouvant se prolonger indéfiniment, tant qu'il ne survient pas de modification d'un côté ni de l'autre.

Mais que, d'une part, la virulence des microbes augmente ou leur nombre (la virulence, nous le savons, est une fonction essentiellement variable chez les bactéries), que, d'autre part, la résistance de la dentine diminue soit par insuffisance de l'apport nutritif (fatigues corporelles ou intellectuelles, grossesse), soit par une modification dans sa composition qui rende le milieu plus favorable aux parasites, l'équilibre est rompu, le microbe l'emporte et fait brèche dans la dent.

Les mêmes phénomènes peuvent nous donner l'explication de la guérison spontanée de la carie. Il suffit, en effet, pour que l'équilibre soit rompu en sens inverse, que l'organisme raffermi envoie au point malade une quantité plus abondante de sels de chaux, quantité égale ou supérieure à celle qui est nécessaire pour neutraliser les produits parasitaires acides, que le nombre et la virulence des microbes diminuent, que le milieu de culture devienne réfractaire au point d'entraver momentanément ou définitivement le développement des micro-organismes. Ces phénomènes ont pour résultat la production de cet état de la dentine désigné sous le nom de carie sèche, état qui se caractérise par une coloration plus ou moins foncée, un aspect lisse et poli et une dureté extrêmement remarquable.

3° *degré.* Destruction de l'ivoire avec dénudation de la pulpe.

Ce qui caractérise classiquement ce degré de la carie, c'est la mise à nu visible de la pulpe, son exposition à l'air ou mieux à la salive et aux micro-organismes dont elle est le véhicule. Or il serait tout à fait inexact de croire que la pulpe ne commence à être exposée aux agents infectieux qu'au moment précis où tombe le dernier fragment de dentine qui la recouvrait. Longtemps avant la chute de ce faible rempart, la pulpe est atteinte, attaquée, envahie par les micro-organismes de la carie.

Nous avons dit que, sur une coupe de dent cariée, on voit des colonnes de microbes s'avancer fort loin, comme en avant-garde, dans quelques canalicules isolés, presque au contact de la pulpe, pendant que la plus grande partie reste à une grande distance en arrière. Ces colonnes atteignent la pulpe bien avant que la destruction de la dentine en amène la dénudation évidente. On pourrait s'étonner dès lors que cet organe ainsi attaqué ne révèle pas plus souvent l'invasion qu'il subit par des signes appréciables, par des accès de pulpite plus ou moins aiguë.

Il nous est permis de penser, en mettant à profit les données acquises aujourd'hui en bactériologie générale, que la pulpe dispose envers les microbes d'un puissant moyen de défense qui lui permet de leur résister plus ou moins longtemps. En effet, l'irritation causée par les micro-organismes et leurs produits de sécrétion sur le tissu extrêmement vasculaire de la pulpe a vraisemblablement pour résultat de provoquer une diapédèse en rapport avec le degré de cette irritation : les globules blancs sortis des vaisseaux englobent et détruisent les parasites par le phénomène bien connu de la phagocytose, et cette lutte peut durer fort longtemps à l'avantage de la pulpe tant que le nombre des parasites, leur virulence, etc., ne dépassent pas ses facultés de résistance. C'est probablement la congestion pulpaire déterminée par les micro-organismes (congestion sans laquelle il n'y aurait pas de diapédèse) qui détermine ces douleurs sourdes, cette hyperesthésie fréquente dans les caries un peu profondes.

Mais il arrive fatalement un moment où la résistance de la pulpe devient insuffisante et où elle se laisse envahir définitivement par les parasites infectieux.

Galippe et Vignal, nous l'avons vu, ont démontré que ces parasites sont les mêmes que ceux de la carie, accompagnés de quelques autres, en particulier le bacterium termo, agent de putréfaction et le staphylococcus pyogenes aureus, agent de suppuration. Cette observation concorde parfaitement avec celles de Miller.

D'après Miller, dans le 3e stade de la carie, une quantité considérable des organismes de la putréfaction pénètre dans la dent cariée, décompose la pulpe dentaire, et en fait un liquide ichoreux répandant une odeur fétide.

Une fois la pulpe envahie, les parasites n'y restent pas cantonnés, ils s'infiltrent de là dans tous les canalicules qui aboutissent à la chambre pulpaire et au canal radiculaire, et tôt ou tard ils finissent par dépasser l'apex et envahissent l'alvéole.

Galippe décrit ainsi une coupe de dent affectée de pulpite avec périostite : la couche des odontoblastes est détruite, les globules blancs dominent, beaucoup d'entre eux sont granuleux, leur noyau ne se colore pas. Il existe un grand nombre de microbes, les vaisseaux en sont remplis et ont été vraisemblablement les agents de transport des éléments infectieux à l'alvéole. Dans la partie du ligament restée adhérente à la racine, on trouve des foyers d'inflammation et de suppuration, se reconnaissant à l'abondance des globules blancs sur certains points ; par places on trouve des amas considérables de microbes.

Cette courte description nous montre clairement le mode de propagation des éléments infectieux de la pulpe au ligament alvéolo-dentaire.

III. — Traitement.

De l'exposé qui précède découle naturellement cette conclusion que le traitement de la carie et de ses complications doit être antiseptique.

Il semblerait, à en juger par leur thérapeutique, que les anciens praticiens avaient comme une idée vague de la nature parasitaire de cette affection : les huiles essentielles dont ils se servaient souvent sont précisément des antiseptiques.

L'emploi de la créosote dans le traitement de la carie remonte près de 60 ans (1832, date de sa découverte par Reichenbach).

Nous trouvons, dans le *Dental Cosmos* de 1857, une communication du Dr Watt, préconise le nettoyage des canaux avec le chloroforme ou la créosote et attribue les succès obtenus au *pouvoir antiseptique* de ces remèdes.

L'huile de cajeput entre dans la pratique dentaire dès 1861, le permanganate de potasse en 1865, l'acide phénique en 1867, l'acide thymique en 1869, etc.; enfin depuis l'introduction de l'antisepsie en chirurgie par Lister, à peu près toutes les substances successivement inventées et préconisées comme antiseptiques, ont été essayées et utilisées contre la carie.

A toutes ces tentatives, il manquait une base scientifique. Si l'on se servait des antiseptiques, on ne faisait pas, en réalité, de véritable antisepsie. La plupart des substances employées, l'acide phénique pur par exemple, étaient plutôt des caustiques, et si l'acide phénique tuait les microbes, il détruisait en même temps des tissus qui, après leur mortification formaient un milieu de culture favorable où les microbes, échappés au caustique, proliféraient avec une nouvelle énergie. Aussi les déceptions et les insuccès furent-ils nombreux.

Avec nos connaissances actuelles, ces fautes ne sont plus permises, et il est possible aujourd'hui d'appliquer à la carie une thérapeutique rationnelle avec les plus grandes chances de succès.

Pour exposer le traitement antiseptique de la carie, nous suivrons l'ordre suivant :

1) Carie du 1er degré : altération et décalcification de l'émail.

2) Carie du 2e degré : destruction de l'ivoire sans dénudation de la pulpe.

3) Carie du 3e degré : destruction de l'ivoire avec dénudation de la pulpe, artificielle ou spontanée.

4) Carie du 4e degré : carie avec mortification de la pulpe, artificielle ou spontanée.

Cette classification diffère des classifications habituelles en ce que nous faisons rentrer dans les caries du 3e degré, les caries du 2e, dont on met volontairement ou involontairement à nu la pulpe, et dans les caries du 4e degré, celles du 3e dont on vient de dévitaliser intentionnellement la pulpe.

Chacune des quatre classes ainsi constituées comporte, en effet, son traitement spécial et bien à part; cette seule raison suffirait à légitimer la division que nous avons adoptée.

A. **Traitement des caries du 1er degré.** — Son étiologie est bien simple comme nous l'avons vu ; sa thérapeutique ne l'est pas moins. Là, en effet, contrairement à ce qui arrive dans les caries plus avancées, nous n'avons qu'une plaie plate sans pénétration dans les canalicules.

Le traitement consiste dans l'emploi pur et simple de la *résection* de la partie malade. Cette opération a pour résultat : 1° d'enlever l'émail altéré avec les parasites qu'il contient; 2° d'empêcher le retour de la lésion en substituant à la surface anfractueuse ou à l'interstice serré qui donnait asile aux parasites des surfaces parfaitement lisses et polies, aisément accessibles à la brosse et aux autres procédés de nettoyage (cure-dents, fil de caoutchouc ou de soie), ne permettant pas le séjour de parcelles alimentaires et rendant par conséquent la récidive impossible ou très difficile.

La résection se pratique avec des disques et des meules en corindon. On recourra au besoin aux ciseaux à émail. Il faut polir ensuite soigneusement la surface.

Le passage du fil rougi du galvanocautère sera avantageux : 1° en diminuant l'hyperesthésie thermique qui suit souvent la résection; 2° en détruisant les micro-organismes qui peuvent adhérer encore à la surface de la dent.

S'il s'agit de caries siégeant sur les surfaces contiguës de 2 dents voisines, la résection pratiquée sur l'une des faces affectées suffit souvent pour arrêter la carie de la face opposée, preuve évidente de l'influence capitale de la stagnation des éléments pathogènes sur la production de la lésion.

Certains auteurs ont été jusqu'à préconiser la séparation des dents comme moyen *préventif* de la carie, nous n'en voyons pas la nécessité; il sera toujours temps de recourir à cette petite opération si la carie vient à se développer.

A priori, on pourrait penser que ce mode de traitement qui a pour résultat de mettre à nu une partie plus ou moins étendue de dentine est irrationnel puisqu'il expose aux atteintes de la carie un tissu beaucoup plus vulnérable que l'émail. A cette objection, il serait facile de répondre que l'expérience a démontré l'excellence du procédé, mais théoriquement il est évident que la surface lisse qui résulte de la résection n'offre aucune prise aux microbes qui ne peuvent y séjourner : en outre, la production de dentine secondaire ne tarde pas à donner au tissu une résistance contre laquelle les parasites seront le plus souvent impuissants. Il importe néanmoins de surveiller attentivement pendant longtemps les points primitivement malades pour remédier aussitôt aux récidives s'il s'en produisait.

B. **Traitement des caries du 2e degré.** — On peut en distinguer deux variétés : 1) une superficielle dont le fond est séparé de la pulpe par une épaisseur notable de tissu ; 2) une profonde qui pénètre jusqu'au voisinage de la pulpe.

Le traitement consiste :

1er temps : à débarrasser la dent aussi complètement que possible des couches de dentine envahies par les éléments infectieux (préparation et nettoyage de la cavité).

2e temps : à empêcher le retour de la carie par une obturation bien faite.

On rencontre fréquemment, dans le traitement de ce genre de caries, un obstacle presque aussi gênant pour l'opérateur que pour le patient, c'est l'hyperesthésie de la dentine au contact des instruments, hyperesthésie qui acquiert parfois une intensité extraordinaire et qui s'oppose d'une façon plus ou moins absolue à la préparation de la cavité.

Les procédés mis en œuvre pour en triompher sont extrêmement nombreux, nous n'indiquerons que les principaux.

1) Les *mesures opératoires* peuvent suffire dans les cas légers ou quand on a affaire à un sujet courageux. En se servant d'instruments très tranchants, bien affilés, en imprimant aux fraises une rotation excessivement rapide, on diminue non seulement l'intensité mais la durée de la douleur.

2) Les *anesthésiques*, morphine, cocaïne, menthol, etc., se sont

montrés trop infidèles pour qu'on puisse compter sur leur action.

3) Les *caustiques*, seuls ou associés aux agents anesthésiques, sont très fréquemment employés. L'acide phénique, la créosote, le nitrate d'argent, en applications immédiates n'ont qu'une action assez faible. Le chlorure de zinc très efficace est trop douloureux, le cautère actuel également.

Le remède de Robinson, mélange d'acide phénique et de potasse caustique, l'est beaucoup moins et donne de bons résultats, de même que l'acide sulfurique cocaïné.

Ces applications énergiques doivent évidemment être absolument proscrites dans les caries rapprochées de la pulpe : elles ne sont permises que pour des cavités peu profondes.

4) La *dessiccation ou déshydratation* de la cavité est certainement un des meilleurs moyens d'insensibiliser la dentine (la digue de caoutchouc est un adjuvant très utile). Elle peut s'obtenir à l'aide d'agents déshydratants tels que le chlorure de zinc en cristaux, un mélange d'alcool absolu, de glycérine anhydre et de tannin, etc., mais le lavage de la cavité à l'alcool absolu suivi d'une dessiccation rapide avec la poire à air chaud est à notre avis le procédé le plus simple et le plus efficace ; il occasionne une douleur d'abord assez vive, mais qui cesse rapidement.

5) Les *pansements à demeure* avec essence de girofle, eugénol, créosote, acide phénique, produisent les meilleurs effets, mais il en est un assez fréquemment employé que nous déconseillons formellement, c'est l'application de l'acide arsénieux, il détermine une insensibilité parfaite, mais même à doses très minimes, il est des plus dangereux pour la pulpe.

6) Enfin l'*obturation provisoire* seule, ou mieux, recouvrant l'un des médicaments précédents, pourvu qu'il ne soit pas caustique, est préférable à tous les autres procédés. On

met ainsi à profit cet arrêt forcé dans le traitement pour pratiquer l'antisepsie de la cavité (se servir de préférence des médicaments diffusibles dont l'action s'étend profondément dans les canalicules).

L'obturation provisoire se fait soit à l'oxychlorure soit à la gutta-percha (pâte de Hill ou de Jacob).

Après quelques jours, la sensibilité est atténuée au moins sur une certaine profondeur et l'on peut procéder à la préparation de la cavité.

1re Variété. Carie superficielle. — La plus facile à traiter, celle qui donne les résultats les plus satisfaisants.

Dans les cas favorables, quand la sensibilité de l'ivoire n'est pas exagérée, la dent peut être soignée et obturée en une séance, et la guérison peut être considérée comme définitive.

La *préparation de la cavité* se fera suivant les procédés ordinaires utilisés en chirurgie dentaire, soit avec les excavateurs à main, soit avec les fraises montées sur le tour.

Inutile de rappeler que l'accès de la salive doit être empêché par la digue de caoutchouc, par des bandelettes d'ouate ou de linge, que les instruments doivent être stérilisés, etc.

Tout en travaillant à enlever le tissu malade, il faut avoir bien présente à l'esprit l'anatomie de la dent pour ne pas s'exposer à dénuder sans aucune utilité l'une des cornes de la pulpe : il est bon de se servir dans cette région d'instruments larges en forme de cuillère ou de fraises arrondies.

Le nettoyage n'est suffisant que lorsqu'on est arrivé sur des couches d'ivoire de résistance et de coloration absolument normales.

Pendant ce travail, la cavité devra, à plusieurs reprises, être débarrassée des débris détachés et injectée avec un liquide antiseptique qu'on essuiera ensuite avec une boulette d'ouate.

Une fois la cavité complètement préparée, cavité à laquelle

on aura donné une forme appropriée au genre d'obturation qu'on se propose d'exécuter, il faut procéder à un dernier lavage avec un antiseptique puissant (sublimé ou acide thymique) qu'on laissera quelques minutes en contact. C'est qu'en effet, si loin qu'ait été poussée la résection des couches de dentine, il est absolument certain qu'il reste dans un certain nombre de canaux des colonies microbiennes qui s'approchent plus ou moins de la pulpe et qui restent inaccessibles aux procédés purement mécaniques de nettoyage. Il faut donc, avant d'obturer, tâcher d'en détruire le plus grand nombre possible; les solutions alcooliques en raison de leur pénétration plus grande doivent à ce point de vue être préférées aux solutions aqueuses, elles facilitent en outre la dessiccation qu'on fera [illegible] immédiatement de l'obturation définitive.

Si l'obturation [illegible] bien faite, si les bords de la substance obturatrice [illegible] rigoureusement aux bords de l'émail qui entoure la cavité, une dent ainsi traitée aura une durée indéfinie et rendra les mêmes services que si elle n'avait jamais été malade.

2° *Variété. Carie profonde* (pénétrant jusqu'au voisinage de la pulpe).

La question du traitement à suivre devient ici autrement délicate : il devrait en somme être subordonné à l'état de la pulpe, mais comment nous renseigner sur cet état ? Nous avons dit plus haut que la pénétration des parasites infectieux dans la chambre pulpaire est précoce, mais étant donnée une carie profonde qui n'est plus séparée de la pulpe que par une couche d'ivoire plus ou moins mince, il nous est impossible de savoir si la pulpe est infectée ou encore saine. Les réactions de la pulpe sont en effet extrêmement variables ; certaines pulpes succombent et se mortifient sans, pour ainsi dire, avoir donné lieu à aucun phénomène subjectif (c'est ce qui arrive habituellement à la suite des traumatismes, mais cela existe aussi dans la carie), d'autres au contraire réagissent violemment avant de se mortifier, et avec ou sans phénomènes douloureux prémonitoires, donnent lieu à une poussée de pulpite suraiguë. Entre ces deux formes extrêmes se placent tous les intermédiaires. Les réactions au froid, au chaud, aux acides, etc.. sont trop infidèles pour nous servir de guide. L'embarras est donc grand sur la conduite à tenir.

Quelques auteurs cependant n'hésitent pas ; en présence d'un fond noir, peu sensible (ce qui indique une altération profonde de l'ivoire), ils enlèvent la couche altérée et détruisent la pulpe, procédé radical qui donne d'assez bons résultats, mais nous tenons à faire dès maintenant toutes nos réserves sur la légitimité de la destruction d'une pulpe qui peut être conservée vivante ; la question sera discutée plus loin.

D'autres placent sur cette mince couche de dentine une couche d'oxychlorure de zinc presque liquide. Le chlorure en excès pénètre dans les canalicules qu'il désinfecte, mais il reste impuissant contre l'infection de la pulpe si elle existe ; au contraire, en cautérisant sa surface, il hâte sa mortification ; cette mortification peut d'ailleurs se produire lentement sans phénomènes subjectifs, comme dans les dents traumatisées. Les résultats de cette méthode ne seraient donc pas mauvais, si ce résultat était constant, mais les réactions pulpaires peuvent être moins silencieuses, il peut se déclarer soit une pulpite aiguë, soit une périostite qui oblige à enlever l'obturation et à appliquer un traitement approprié. (Voir au traitement des caries du 3e degré.)

Pour nous, nous pensons que la pulpe est un organe toujours précieux à conserver, et qu'il faut faire tous ses efforts pour maintenir sa vitalité. Nous pensons aussi qu'il est toujours mauvais de laisser en contact avec la pulpe de l'ivoire altéré : mieux vaut un coiffage convenablement fait sur une pulpe dénudée qu'une obturation si parfaite qu'elle soit sur une lame de dentine presque impossible à désinfecter et qui constitue pour la pulpe un foyer d'infection permanent.

Il faut donc, comme dans la variété précédente, s'efforcer d'enlever tout l'ivoire malade, mais il convient, surtout au niveau du fond et des cornes pulpaires, de creuser avec une extrême prudence pour éviter, si possible, la dénudation de la pulpe.

La cavité nettoyée, nous nous trouverons dans l'un des deux cas suivants :

Ou bien, il restera au-dessus de la pulpe une couche de dentine saine, si mince soit-elle.

Ou bien la pulpe sera à découvert en un point quelconque, soit que l'ivoire fût altéré dans toute son épaisseur et que nous ayons été forcés de l'enlever, soit que la dénudation se soit produite accidentellement.

Dans ce dernier cas (exposition de la pulpe) nous n'avons plus affaire à une carie du 2e degré, mais à une carie du 3e, et nous renvoyons pour le traitement au paragraphe suivant.

Nous n'avons donc à nous occuper ici que des cas où la pulpe est encore protégée par une mince cloison de dentine paraissant saine.

La seule conduite à tenir est évidemment, après préparation aussi soigneuse que possible de la cavité, de traiter la pulpe à travers ce faible rempart avec des antiseptiques puissants mais non caustiques (pas d'acide phénique pur, par exemple); les essences sont absolument indiquées, ess. de girofle iodoformée ou non, acide thymique, eucalyptol, etc. Il faut répéter ces pansements une ou deux fois, à quelques jours d'intervalle (en les recouvrant de gutta-percha), puis obturer.

Il est inutile, en effet, de traîner en longueur ; si ces quelques pansements n'ont pas détruit les organismes infectieux, c'est que ceux-ci sont hors d'atteinte, et il serait illusoire de chercher à les poursuivre dans la profondeur à l'aide de pansements répétés. Mais comme nous ignorons si la pulpe est déjà envahie et à quelle profondeur, la prudence commande de ne pas faire d'obturation définitive immédiate, le mieux est de se contenter d'une obturation provisoire à la gutta-percha exécutée par-dessus une mince couche d'antiseptique et permettant d'intervenir au moindre accident. C'est qu'en effet malgré toutes ces précautions, les insuccès ne sont pas rares; quand l'infection microbienne est profonde, elle poursuit sa marche et tôt ou tard surviennent des complications, pulpites, périostites, etc.

Si, au contraire, au bout d'un temps plus ou moins long (il n'est pas rare de voir les accidents éclater au bout de quatre à cinq mois), il ne survient aucun accident, aucune douleur, on pourra remplacer l'obturation provisoire par une obturation définitive ; mais il faudra bien se garder, si l'on tient à conserver la pulpe vivante, d'introduire au fond de la cavité de l'oxychlorure de zinc dont l'action caustique aurait presque sûrement pour résultat la mortification de la pulpe. Il faudra se servir d'une substance isolante, de préférence antiseptique, par exemple une pâte iodoformée, une très petite lame d'ouate imbibée d'éther iodoformé, etc., protégées par une couche de gutta-percha. On pourra exécuter pardessus cette couche protectrice n'importe quelle obturation définitive.

C. **Traitement de Caries du 3e degré.** — La carie du 3e degré est caractérisée par la dénudation de la pulpe vivante; son traitement est des points les plus délicats de la pratique dentaire.

Quand la pulpe est mise à nu, faut-il la conserver, faut-il la détruire ?

I. Conservation de la pulpe. Coiffage.

Cette question a soulevé depuis 30 ans, surtout en Amérique, des débats passionnés qui ne sont pas encore terminés. C'est en 1846 que Koecker se prononça le premier en faveur de la conservation des pulpes exposées, mais son exemple fut peu suivi, les résultats obtenus étaient loin d'être encourageants. A l'annonce des premiers succès de la chirurgie antiseptique, un nouveau mouvement se produisit en faveur de la méthode; on espéra pouvoir guérir la pulpe malade grâce aux antiseptiques et l'on crut en même temps avoir trouvé dans les ciments à base de zinc (qu'on décorait du nom d'os artificiel) une matière sûre pour protéger, pour « *coiffer* » la pulpe. Vers 1870, sa conservation semblait être la seule méthode reconnue en Amérique, c'était au risque de sa réputation qu'un dentiste eût osé dire qu'il n'était pas capable de sauver n'importe quelle pulpe donnant du sang. Mais les échecs se multiplièrent dans de telles proportions qu'une réaction violente ne pouvait manquer de se produire : elle s'est produite à tel point que dans bon nombre de Sociétés dentaires américaines on professe aujourd'hui l'opinion radicalement opposée et la dévitalisation y règne sans conteste.

En Allemagne, au contraire, le « *coiffage* » se pratique couramment grâce aux efforts de Witzel qui, dans une série de publications, s'est fait le champion de la méthode, en a établi minutieusement les indications et la technique, et a réussi à convertir à ses idées la plupart de ses compatriotes.

En France, on ne paraît pas encore bien fixé sur la valeur du coiffage et il compte actuellement assez peu de partisans.

Quelles sont donc les raisons invoquées pour ou contre la conservation de la pulpe ?

Tout d'abord, à priori, il est irrationnel de détruire un organe vivant, dont on ignore le degré d'altération et qui prouve souvent sa vitalité en continuant à vivre fort longtemps dans les dents laissées sans traitement (pulpites chroniques).

Avantages du coiffage. — Mis en parallèle avec la méthode opposée, la destruction de la pulpe, le coiffage présente les avantages suivants :

1° Il conserve la pulpe vivante, par conséquent la vitalité de la dent reste entière, d'où garantie de durée plus longue.

2° Le traitement conservateur est moins douloureux que la destruction.

3° Il est moins compliqué que le traitement consécutif à la dévitalisation, traitement qui, comme nous le verrons, exige le nettoyage complet des canaux ; or ce nettoyage toujours difficile est parfois impossible et lorsqu'il est incomplet, la dent reste constamment menacée d'infection alvéolaire.

4° Il n'occasionne aucun changement de coloration de la dent (il en est tout autrement pour l'arsenic).

Ces avantages ne sont évidemment obtenus que par la réussite complète du coiffage, mais il peut arriver, et il arrive en fait assez souvent, que sans donner lieu à aucun accident la pulpe ne conserve pas sa vitalité, elle subit une destruction lente, sans douleur, sans changement de coloration, destruction qui ne se manifeste pas plus à l'extérieur que l'atrophie lente de la pulpe chez les vieillards ; dans d'autres cas, cette destruction ressemble plutôt à la mortification pulpaire qui survient à la suite des traumatismes et dont les effets subjectifs ne se manifestent qu'après quelques années, la coloration ne reste pas absolument normale mais elle est loin d'être comparable à celle des dents dévitalisées par l'arsenic. Ici encore les résultats sont donc relativement heureux.

Inconvénients du coiffage. — Mais si le coiffage échoue complètement, il entraîne les mêmes complications que celles qui peuvent éclater, comme nous l'avons vu, à la suite d'obturations faites sur des caries profondes du 2e degré.

Il donne lieu en effet :

Soit à une pulpite aiguë qui a le désavantage : 1° d'être fort douloureuse ; 2° de nécessiter la destruction de la pulpe dans des conditions moins bonnes qu'avant le coiffage, puisque l'infection pulpaire est devenue plus profonde et menace par conséquent davantage de se propager à l'alvéole.

Soit à une pulpite accompagnée de périostite ;

Soit à de la périostite seule, aiguë ou chronique (la pulpe s'étant mortifiée sans signes extérieurs).

Le traitement de la dent dans ces conditions est beaucoup plus difficile et bien inférieur, comme résultats, à la méthode de la dévitalisation pure et simple, puisque les accidents peuvent être assez graves pour menacer l'existence même de la dent qu'on a voulu conserver.

Il importerait donc pour se faire une opinion sur la valeur du coiffage de savoir dans quelles proportions il donne des succès, quelle est la fréquence des accidents qu'il entraîne ? Malheureusement nous ne possédons pas de statistiques suffisamment rigoureuses pour nous éclairer à cet égard.

Il est évident que le succès du coiffage est entièrement lié à l'état de la pulpe, état d'intégrité plus ou moins parfaite, d'infection plus ou moins profonde.

Nous ne pouvons que répéter ici ce que nous avons déjà dit à diverses reprises à savoir qu'au moment où se fait la dénudation de la pulpe, il y a plus ou moins longtemps que cette pulpe est en contact avec le parasite, qu'en réalité la carie est une carie ouverte, pénétrante, bien avant qu'on ne puisse diagnostiquer la pénétration, que par conséquent, au point de vue purement théorique, toute pulpe mise à nu dans une dent cariée doit être considérée comme suspecte d'infection (quelle que soit d'ailleurs la cause de la dénudation, soit spontanée par le progrès de la carie, soit produite volontairement ou involontairement par l'opérateur).

Cependant il ne faut rien exagérer ; une pulpe découverte accidentellement dans la préparation d'une cavité assez peu profonde par l'enlèvement involontaire d'une couche de dentine normale ou paraissant telle, peut être pratiquement considérée comme saine, et les succès du coiffage dans ces conditions sont d'ailleurs là pour le démontrer.

La discussion ne porte donc que sur les pulpes exposées depuis un certain temps par les progrès de la carie et sur celles qui viennent d'être mises à nu dans une cavité profonde, voisine de la cavité pulpaire. Ces pulpes sont sûrement ou presque sûrement malades, la différence ne porte que sur la profondeur et l'étendue plus ou moins grandes des parties envahies par les parasites. Or nous n'avons aucun moyen scientifique de nous rendre compte de cet état d'infection plus ou moins avancée de la pulpe : les signes cliniques indiqués par nombre d'auteurs et basés sur les réactions de cet organe sont, nous l'avons dit, infidèles et n'offrent pas une précision suffisante.

Et cependant là est le nœud de la question ; l'état de la pulpe seul doit commander les indications et contre-indications du coiffage.

Comment résoudre la difficulté ? En principe, on peut établir qu'il faut toujours tenter de sauver la pulpe, quand *elle a des chances d'être sauvée ;* or nous connaissons par expérience, quels sont les cas où la pulpe est fatalement condamnée ; à défaut de règles absolues, nous allons donc pouvoir indiquer dans quelles circonstances on doit essayer ou ne pas essayer la conservation.

INDICATIONS ET CONTRE-INDICATIONS DU COIFFAGE

1) *Pulpe dénudée accidentellement en réséquant la dentine ;* sa teinte est d'un rose normal, la dentine qui la recouvrait

paraissait saine. Ici tout le monde ou presque tout le monde est d'accord pour conserver la pulpe.

Après avoir fait le nettoyage antiseptique de la cavité aussi complet que possible, on applique la substance de coiffage et l'on obture immédiatement.

2) *La pulpe vient d'être mise à nu par l'enlèvement volontaire ou involontaire de la mince couche de dentine altérée* qui la recouvrait encore.

Cette pulpe est presque certainement infectée ; aussi bon nombre d'opérateurs n'hésitent-ils pas à appliquer immédiatement l'arsenic. Tel n'est pas notre avis ; il est absolument indiqué de tenter la conservation.

Il faut se comporter vis-à-vis de la pulpe comme vis-à-vis d'une plaie infectée, c'est-à-dire la recouvrir d'un pansement antiseptique ; un simple lavage immédiatement suivi du coiffage et de l'obturation serait tout à fait insuffisant bien que cela réussisse quelquefois ; mais le plus souvent après un temps variable, quelquefois assez court, des accidents infectieux éclatent dans la pulpe avec toutes leurs conséquences.

Il faut donc consacrer plusieurs séances au traitement : renouveler le pansement une ou deux fois à quelques jours d'intervalle et après le coiffage faire une obturation non définitive, mais provisoire à la gutta-percha, de façon à pouvoir à la moindre menace remédier aux accidents.

3) *Dénudation spontanée de la pulpe sans suppuration* avec douleurs spontanées plus ou moins sourdes (symptômes de pulpite subaiguë).

Ici les conservateurs deviennent plus clairsemés. Witzel. lui-même, le défenseur allemand du coiffage, dit que les pulpes douloureuses spontanément ne doivent pas être coiffées, qu'on peut le tenter néanmoins mais avec peu de chances de réussite (il est vrai que sa proscription s'étend surtout aux cas de pulpite aiguë provoquant l'insomnie).

Nous pensons que la conduite doit être la même que dans le cas précédent ; les symptômes subjectifs éprouvés par le malade ne prouvent pas que la pulpe soit plus profondément infectée que dans les cas où elle n'a jamais souffert, et les mêmes tentatives s'imposent pour la sauver.

4) *Pulpe découverte et en suppuration* (pulpite chronique). La thérapeutique générale reste la même, mais les chances de conservation deviennent bien minimes ; si la suppuration est limitée à une petite surface de l'organe la guérison peut encore être obtenue, mais le plus souvent l'infection est profonde, elle a déjà envahi le prolongement radiculaire de la pulpe et pénétré de là dans les canalicules qui s'y abouchent ; il est facile de comprendre que l'antisepsie s'exerçant à la surface de la pulpe reste absolument impuissante dans ces cas.

La destruction s'impose donc le plus souvent comme le moyen le plus efficace d'enlever à l'infection le substratum même de son développement, et comme la seule façon possible de faire l'antisepsie de la cavité pulpaire et de ses prolongements avec quelques chances de succès.

5) *Pulpite aiguë*. La dévitalisation est la seule ressource. D'une part, le sujet souffre trop pour consentir à se soumettre à un traitement un peu prolongé et ne réclame le plus souvent que l'extraction comme le seul moyen de mettre un terme à ses souffrances ; il ne consent à garder sa dent que sur la promesse d'un soulagement rapide et sans retour que la dévitalisation seule peut lui donner. D'autre part, la pulpite aiguë compromet irrémédiablement la vitalité de la pulpe : après une crise semblable, il n'est pas rare de constater sa mortification soit partielle, soit totale.

6) *Tumeurs de la pulpe*. Doivent être détruites. On excise au bistouri la partie proéminente et l'on dévitalise le reste par le cautère ou l'arsenic.

MANUEL OPÉRATOIRE DU COIFFAGE

Il comprend : le traitement préliminaire de la cavité ; le traitement préliminaire de la pulpe, et le coiffage proprement dit.

Le traitement préliminaire de la cavité ne diffère en rien de la préparation habituelle ; il faut enlever soigneusement *toute* la dentine altérée et ne s'arrêter que lorsqu'on est arrivé sur de l'ivoire franchement sain, résistant, non décoloré ; ne pas craindre de dénuder la pulpe autant qu'il le faudra pour se débarrasser de toutes les parties de dentine suspectes, la moindre parcelle malade laissée au voisinage de la pulpe suffirait pour faire échouer le coiffage.

En outre, plus la surface dénudée de la pulpe est étendue, plus les antiseptiques ont chance de la désinfecter.

La cavité une fois préparée sera soigneusement lavée avec un antiseptique puissant (sublimé, acide thymique), puis parfaitement desséchée ; ne pas employer l'air chaud comme moyen de dessication à cause de la pulpe qui ne doit être irritée sous aucun prétexte.

S'il s'agit d'une pulpe absolument saine (1er groupe) on procédera immédiatement au coiffage ; dans tous les autres cas, il faut instituer le traitement antiseptique préliminaire de la pulpe.

On aura recours à des pansements capables de rester plusieurs jours en place sans irriter l'organe tout en conservant leurs propriétés antiseptiques. Les pansements préconisés sont assez nombreux.

Les uns se servent de pansements humides sous forme d'une boulette d'ouate imbibée de créosote, d'acide phénique, d'essence de girofle, etc. Le plus souvent, on emploie des mélanges agglutinés en forme de pâtes, pâtes iodoformées, mélanges d'oxyde de zinc avec l'acide phénique, la créosote, l'essence de girofle, etc.

Pour notre part, nous préférons de beaucoup les pansements secs qui donnent en chirurgie de si brillants résultats ; une pulpe à nu ne diffère en rien d'une plaie quelconque. Les poudres d'iodoforme, de salol, d'aristol, portées sur une boulette d'ouate antiseptique sèche constituent le meilleur mode de pansement. L'emploi de l'ouate sèche permettra en outre de se rendre exactement compte de la nature de la sécrétion pulpaire, de son abondance, etc., points de la plus haute importance comme nous le verrons tout à l'heure. Ces pansements seront protégés d'une façon absolue contre l'accès de la salive par l'obturation ordinaire à la gutta-percha.

Le premier pansement provisoire sera enlevé au bout de deux ou trois jours ; le petit tampon d'ouate nous renseignera sur l'état de sécheresse ou d'humidité de la pulpe, sur la nature de l'écoulement séreux, séro-purulent ou purulent, sur sa quantité.

Pour qu'on puisse considérer une pulpe comme saine ou ramenée à l'état sain, il faut :

1° Que son écoulement soit tari ;

2° Qu'elle ne soit pas douloureuse spontanément ;

3° Que sa réaction au chaud et au froid soit très atténuée ;

4° Que sa coloration soit normale ou voisine de la normale (les teintes violacée, grise indiquent un état pathologique) ;

5° Qu'elle ne saigne pas trop facilement.

Si ces conditions sont réalisées dès le premier pansement, on peut faire le coiffage et l'obturation provisoire. Sinon il faut le renouveler avec les mêmes soins que la première fois après avoir fait le nettoyage antiseptique de toute la cavité ; suivant l'état de la pulpe, le laisser de 2 à 3 ou 4 jours.

Ces tentatives de conservation ne doivent pas dépasser certaines limites ; une pulpe qui résiste à 3 ou 4 pansements soigneusement faits ne peut être considérée comme guérissable, elle est trop profondément envahie par les germes infectieux pour que les antiseptiques puissent les atteindre ; vouloir s'acharner à la sauver quand même serait plus nuisible qu'utile, la temporisation n'aurait d'autre résultat que de permettre à l'infection de s'étendre davantage.

L'hésitation n'est plus permise, il faut appliquer l'arsenic.

En résumé, quand la pulpe est peu altérée, un pansement, deux au plus, doivent pouvoir permettre le coiffage. Si elle est trop profondément atteinte et résiste à 3 ou 4 pansements, il faut se résigner à la détruire.

Le coiffage a pour but de fournir à la pulpe une enveloppe protectrice qui la préserve de toute irritation et de toute infection. Il lui permet de vivre et de remplir ses fonctions physiologiques qui sont : la nutrition de la dent et la production lente et continue de dentine.

Pour qu'un coiffage remplisse les conditions requises, il faut donc :

1° Que la pulpe soit saine ou ramenée à l'état sain (c'est affaire au traitement préliminaire) ;

2° Que la substance mise en contact avec la pulpe ne soit pas irritante ;

3° Qu'elle protège la pulpe contre la pression de la matière obturatrice ;

4° Qu'elle soit mauvaise conductrice de la chaleur ;

5° Qu'elle soit aseptique ou antiseptique.

On ajoutait autrefois qu'elle devait avoir un effet excitant sur la pulpe de façon à provoquer la formation de dentine secondaire au point dénudé, nous pensons que cette excitation ne doit pas être recherchée, elle pourrait être plus nuisible qu'utile.

Le rôle de la pulpe en effet, sa fonction, c'est de produire de la dentine, d'en produire tant qu'elle est vivante, et cela au point d'amener l'oblitération progressive des cavités qui la contiennent, sa propre atrophie (sénile) et sa mortification. Si donc la couche d'odontoblastes qui revêt la pulpe est conservée, elle produira de la dentine, une fois protégée, quelle que soit la substance de coiffage, pourvu que cette substance n'ait pas pour résultat d'altérer ou de détruire les cellules odontoblastiques ; pour cette raison, les substances tant soit peu caustiques doivent être proscrites, l'oxychlorure de zinc par exemple, qu'on avait le tort autrefois de considérer comme une substance excitante.

Si la couche d'odontoblastes est détruite ou profondément altérée, la formation de dentine aux points lésés ne peut évidemment se faire. Cependant, même dans ce cas, il nous est possible de concevoir un mode indirect de guérison dû à la suppléance des régions odontoblastiques voisines. Supposons en effet que la couche d'odontoblastes ait été détruite sur une certaine étendue de la pulpe dénudée ; quand cette zone malade viendra à se cicatriser, il peut très bien se former à sa place une cicatrice rétractile qui, peu à peu, en vertu des propriétés bien connues du tissu inodulaire en arrive à devenir linéaire ou punctiforme : les portions de la couche odontoblastique qui entourent la cicatrice, entraînées dans ce mouvement concentrique viendront prendre progressivement la place primitivement occupée par la région cicatricielle, en sorte qu'à un moment donné il existera partout sous la coiffe une couche d'odontoblastes, sauf au point de plus en plus étroit et négligeable occupé par la cicatrice. La couche de dentine pourrait donc se former comme dans le 1er cas.

Quoi qu'il en soit de cette hypothèse, le fait de la production de dentine secondaire sous un coiffage n'est pas niable, les preuves abondent et nous en avons nous-même entre les mains un bel exemple que nous devons à l'obligeance de M. le Dr Ferrier.

Il s'agit d'une dent aurifiée par M. Préterre il y a vingt ans sur une coiffe formée par un fragment de cure-dent. Elle avait depuis cette époque admirablement rempli ses fonctions, quand tout récemment, sans cause connue, elle fut atteinte de pulpite aiguë et extraite par M. Ferrier sur la demande expresse du patient. Nous avons pu constater qu'il s'est formé sous la coiffe absolument intacte une couche épaisse de dentine secondaire atteignant près de 2 millimètres.

Comment s'est faite la réinfection de cette dent ? Sont-ce les microbes autrefois enfermés dans la pulpe qui après un sommeil de 20 ans ont pu se réveiller et pulluler de nouveau ? Cette dernière hypothèse est en accord avec les idées de M. Galippe qui admet la progression extrêmement lente ou le sommeil des micro-organismes jusqu'au moment où rencontrant un milieu favorable ils prennent un développement subit se traduisant par des pulpites et des périostites.

Il nous reste à étudier maintenant les divers procédés de coiffage. Pour recouvrir la pulpe, on a mis à contribution toutes les substances imaginables, il ne serait pas difficile d'en énumérer une cinquantaine et même davantage. Cela s'explique aisément, car en présence des nombreux échecs du début les opérateurs malheureux s'en prenaient à la substance de coiffage et au mode d'application ; plus tard ils accusèrent les conditions défavorables de la santé du sujet.

Il s'en faut de beaucoup que la plupart de ces substances remplissent les conditions voulues.

Les procédés purement mécaniques employés au début, feuilles d'or, d'étain, de plomb, de platine, partie cornée des plumes, (cure-dents), bois, corne, papier, etc.., donnèrent des résultats désastreux dont on ne peut s'étonner quand on songe que ces opérations étaient faites sans la moindre précaution antiseptique.

Depuis, on a employé le papier de soie, le taffetas d'Angleterre, la baudruche, le papier buvard, soit en contact direct avec la pulpe après les avoir imbibés d'acide phénique, soit comme moyens d'application d'une pâte antiseptique.

Les procédés qu'on pourrait appeler *chimiques*, acide phénique pur, créosote, chlorure de zinc, acide nitrique concentré (soit en application permanente sur la pulpe au moyen d'un papier imbibé laissé en place, soit en simple attouchement au moyen d'un tampon d'ouate), substances qui ont pour résultat de mortifier la partie superficielle de la pulpe, sont absolument à rejeter, malgré les succès rapportés par leurs partisans. Ils ne diffèrent pas comme action du cautère actuel.

Reste toute une série de compositions plus ou moins antiseptiques vantées dans ces dernières années et consistant pour la plupart en pâtes ou ciments renfermant soit de l'iodoforme, soit du sublimé, soit de l'acide phénique, etc.

Ces matières de coiffage sont évidemment les meilleures et toutes ont donné des succès.

L'iodoforme surtout entre dans la composition d'un grand nombre de ces préparations ; c'est d'ailleurs lors de l'introduction de cet antiseptique dans la thérapeutique chirurgicale que furent faites les premières tentatives de conservation des pulpes enflammées (Scheff, Skogsborg).

Chaque opérateur a pour ainsi dire sa formule et sa préparation préférées : pâte, ciment, collodion, papier iodoformé. Redard (de Genève) emploie une simple cape de coton iodoformé. Même variété dans les compositions au sublimé, à l'acide phénique.

Un procédé très employé et fort simple consiste à fabriquer extemporanément une pâte de coiffage avec de l'oxyde de zinc et un antiseptique quelconque, créosote, acide phénique, essence de girofle, etc.

Par-dessus ces différentes substances, bon nombre de praticiens jugent nécessaire de placer une capsule métallique (platine) pour éviter la compression de la pulpe par la matière de coiffage et par la substance obturatrice. D'autres se contentent d'appliquer directement sur la substance de coiffage le ciment à l'oxychlorure ou la gutta-percha. Le point principal, c'est que la pulpe ne soit en contact qu'avec la matière protectrice et non irritante du coiffage.

L'obturation sera toujours provisoire (gutta-percha ou ciment) afin d'être prêt à intervenir à la moindre menace d'accident. Ce n'est qu'après une période d'épreuve prolongée qu'on pourra songer à l'obturation définitive (sauf bien entendu pour les cas du 1er groupe où la pulpe est saine et où l'obturation définitive est faite à la première séance).

S'il survient de la pulpite avec ou sans périostite, la dévitalisation, le nettoyage de la chambre pulpaire et des canaux, etc., doivent être exécutés au plus vite pour limiter autant que possible les désordres infectieux.

Quant aux résultats précis du coiffage, à la proportion mathématique exacte de ses succès et insuccès, nous l'avons dit, ils sont impossibles à préciser, les statistiques rigoureuses faisant défaut ; mais il est bien certain que les insuccès du coiffage tel qu'il était pratiqué doivent être attribués en grande partie, non à la méthode, mais à la façon défectueuse dont elle était exécutée ; pour pouvoir l'appliquer il faut savoir manier l'antisepsie et ce n'était pas le cas des anciens praticiens ; leurs antiseptiques n'étaient que des caustiques ; leurs mains, leurs instruments, leurs substances de coiffage étaient loin de présenter les conditions d'asepsie indispensables au succès.

La conclusion bien nette qui se dégage des communications récentes faites sur ce sujet, c'est :

1° Que le coiffage est possible;

2° Qu'il assure évidemment dans certains cas la vitalité permanente de la pulpe ;

3° Que dans les cas où la pulpe meurt, sa mortification s'opère en général lentement, silencieusement, sans phénomènes douloureux, sans changement de coloration sensible de la dent;

4° Qu'avec les précautions ci-dessus, c'est-à-dire des tentatives de conservation peu prolongées et par conséquent l'élimination des pulpes trop profondément infectées et n'offrant pas de garanties de guérison suffisantes, les accidents consécutifs sont relativement rares, qu'il est facile d'ailleurs d'y remédier promptement, grâce à l'obturation provisoire.

Si l'on ajoute à cela que le coiffage évite à l'opérateur comme au patient le traitement si pénible des canaux indispensable après la dévitalisation, on conviendra, pensons-nous, que ce mode de traitement est des plus recommandables et que mis en œuvre avec prudence et discernement, il permet la conservation d'un grand nombre de dents dans des conditions bien meilleures que celles où elles se trouvent après la dévitalisation par l'arsenic.

II. — DESTRUCTION DE LA PULPE

La destruction, comme le coiffage, a ses avantages et ses inconvénients, ses indications et contre-indications.

Ses avantages sont :

1° De supprimer la douleur sans retour ;

2° De permettre la conservation de la dent ;

3° De donner des succès à peu près constants quand elle est bien exécutée.

Ses inconvénients :

1° C'est une opération désagréable pour le patient en raison de la douleur, très variable du reste, qui accompagne la cautérisation d'abord, l'extirpation de la pulpe ensuite.

2° Elle a le désavantage de supprimer la plus grande partie de la vitalité de la dent ; celle-ci, quoique remplissant son rôle mécanique, présente moins de résistance à de nouvelles caries (son coefficient de résistance diminue).

3° La destruction par l'arsenic entraîne un changement de couleur de la dent qui prend une teinte bleuâtre.

4° Elle nécessite l'extraction de la pulpe mortifiée. Autant celle de la grosse masse de la pulpe est facile, autant celle des prolongements radiculaires est difficile, souvent impossible dans les molaires et dans ce dernier cas, la dent reste exposée à toutes les complications infectieuses.

Ses indications peuvent être résumées en une seule :

Il ne faut détruire la pulpe que dans les cas où il est impossible de la conserver, par conséquent : 1° dans la pulpite aiguë ; 2° quand les tentatives de conservation n'ont pas abouti.

La destruction peut être *immédiate*, mais comme elle est fort douloureuse, on ne l'emploie que dans des cas exceptionnels (fracture de dent à racine unique ; résection de couronne pour dent à pivot ; dents antérieures où il faut renoncer à l'arsenic à cause de la coloration bleuâtre qu'il leur communiquerait) : les procédés employés sont :

1° L'extirpation simple ; l'application de créosote ou d'acide phénique pur à plusieurs reprises permet de diminuer la douleur, on procède par couches ou par tranches successives en n'enlevant chaque fois que la partie insensibilisée ou engourdie.

2° La cautérisation au galvano-cautère, à l'acide sulfurique cocaïné.

3° On emploie quelquefois en Amérique pour la dévitalisation immédiate, le *procédé du bois* : un morceau de bois d'oranger dont l'extrémité a été trempée dans l'acide phénique est enfoncé dans le canal, un léger coup de maillet écrase la pulpe instantanément. Le procédé n'est applicable que pour des canaux d'un diamètre assez fort et bien en vue.

Le plus souvent, on a recours à la dévitalisation *lente*, par les procédés chimiques.

Nous ne faisons que citer le chlorure de zinc, le nitrate d'argent, la potasse caustique ; les composés arsenicaux sont en effet à peu près les seuls employés, acide arsénique et surtout acide arsénieux.

L'acide arsénieux a été appliqué pour la première fois sur la pulpe dentaire par un dentiste canadien, le Dr J. R. Spooner, de Montréal, en 1836.

On s'est livré à des discussions à perte de vue sur le mode d'action de l'arsenic ; nous ne les entamerons pas, cette question n'ayant pas de rapport direct avec notre sujet, mais il est un point particulier que nous ne pouvons passer sous silence car il se relie étroitement aux processus infectieux qui font l'objet de cette étude, c'est la pathogénie de la périostite consécutive à l'application de l'arsenic. Là encore l'imagination s'est donné carrière et les explications les plus fantaisistes ont été émises.

Pour nous, la périostite est due à la pénétration dans l'alvéole des éléments infectieux renfermés dans la pulpe. Dès que la pulpe est dévitalisée par l'arsenic, les micro-organismes trouvant dans le tissu mortifié un terrain de culture beaucoup plus favorable à leur développement prolifèrent avec une extrême énergie, envahissent rapidement le canal pulpaire et si on leur en laisse le temps, franchissent l'apex pour se répandre dans le ligament alvéolo-dentaire. L'arsenic agit dans ce cas comme le fait une injection sous-cutanée de sublimé ou d'acide phénique précédant ou suivant une inoculation microbienne.

On pourrait opposer à cette manière de voir les cas assez nombreux dans lesquels la pulpe mortifiée est laissée en place plusieurs jours ou plusieurs semaines avec ou sans l'arsenic qui a servi à la dévitaliser et qui néanmoins ne sont suivis d'aucun accident. Ces faits négatifs ne prouvent rien, puisque nous voyons non moins fréquemment des dents à pulpe mortifiée par les progrès de la carie rester plus ou moins longtemps sans désordres alvéolaires. C'est affaire de virulence de microbes, de résistance des tissus, etc...

La conclusion qui se dégage de cette interprétation de la périostite post-arsenicale, c'est qu'il est indispensable de procéder à l'extirpation de l'eschare pulpaire, dès que la mortification est suffisante pour permettre de l'exécuter sans souffrance (de 4 à 24 heures) et qu'il est non moins indispensable d'appliquer immédiatement le traitement antiseptique ; c'est une lutte de vitesse entre l'opérateur et les agents infectieux ; il importe donc de ne pas se laisser devancer et de pratiquer la désinfection jusqu'à l'apex avant que les parasites ne l'aient franchi.

Le procédé le plus simple d'application de l'arsenic consiste à se servir d'une très petite boulette d'ouate qu'on imbibe d'acide phénique et qui fixe quelques milligrammes d'acide arsénieux : on l'applique sur la pulpe largement dénudée.

Le nettoyage rigoureux de la cavité doit précéder l'application de l'arsenic, les parois doivent être fraisées, lavées, la pulpe largement mise à nu et débarrassée de tout l'ivoire malade qui l'entoure (autant du moins que le permettent la patience et le courage du sujet) et sa surface soigneusement désinfectée. Recouvrir de gutta-percha pour éviter le fusage. On a fait bien des tentatives pour diminuer la douleur des applications arsenicales ; tous les anesthésiques ont été utilisés dans ce but ; la créosote, la morphine, l'acide phénique sont absolument inefficaces ; l'atropine, l'ésérine, la cocaïne plus récemment préconisées (associées à l'acide arsénique, Dubois) donneraient de meilleurs résultats.

En dehors des susceptibilités individuelles qui jouent le principal rôle dans l'intensité plus ou moins grande de la douleur, deux causes surtout paraissent capables de la produire :

1° Une trop grande étroitesse de l'orifice de dénudation ; sous l'action de l'arsenic la pulpe se congestionne, augmente de volume et s'étrangle dans sa cavité devenue trop petite ; d'où des douleurs excessives.

2° La compression exercée par le pansement.

En éliminant ces deux causes par une large dénudation de la pulpe et un pansement non serré, l'arsenic dans la plupart des cas ne produit que des souffrances très supportables, parfois nulles.

Si la première application ne suffit pas pour mortifier la pulpe, on en fera une seconde avec les mêmes précautions.

La dent une fois dévitalisée rentre dans la catégorie des caries du 4° degré, et doit être soumise au traitement que nous allons indiquer.

D. **Traitement des caries du 4° degré.** — Caries avec pulpe morte : leur gravité varie naturellement suivant la profondeur de l'infection, suivant qu'il s'agit d'une dent dont la pulpe vient d'être dévitalisée ou d'une autre qui ne possède plus que des débris gangréneux infects ; dans ce dernier cas, les phénomènes infectieux ont le plus souvent dépassé la dent pour envahir l'alvéole. Nous ne traiterons pour le moment que des caries non compliquées de périostite et d'abcès alvéolaire.

Le traitement comprend :

1° L'extraction de la pulpe ou de ses débris.

2° L'antisepsie de la chambre pulpaire et des canaux radiculaires.

3° L'obturation des canaux radiculaires.

4° L'obturation de la chambre pulpaire et de la cavité de la carie.

I. — Extraction de la pulpe

Toute pulpe morte, que sa mortification soit récente ou ancienne, doit être considérée comme un foyer d'infection dont il faut débarrasser la dent au plus vite sous peine de voir l'infection se propager à l'alvéole.

Nous venons d'expliquer qu'à notre sens, les périostites consécutives à l'application de l'arsenic sont de nature infectieuse et qu'il n'y a qu'un moyen de les éviter, c'est d'enlever la pulpe avant que les parasites n'aient atteint l'alvéole.

Rien de plus facile que d'extraire le corps de la pulpe, il suffit d'avoir un accès suffisant dans la chambre pulpaire pour ramener, avec un excavateur ou cuillère, tous les tissus mous qui s'y trouvent. Où la difficulté commence, c'est quand il s'agit d'extirper les prolongements radiculaires ; les difficultés sont telles dans certains cas, qu'un certain nombre d'opérateurs y ont renoncé de parti pris et ont imaginé divers procédés destinés à remédier aux dangers que présente la persistance de débris pulpaires dans les racines.

1° Un premier procédé consiste à laisser en place les prolongements pulpaires et à empêcher leur putréfaction en faisant agir sur eux des antiseptiques. D'après les partisans de cette manière de faire, l'oxtirpation est une complication opératoire douloureuse et superflue, et il est possible d'inclure sur une obturation antiseptique des parties même assez considérables de tissu pulpaire mortifié en empêchant leur décomposition.

Witzel a décrit minutieusement ce qu'il appelle l'*amputation* de la pulpe, extirpation incomplète qui consiste, après dévitalisation par l'arsenic, à *amputer* la partie coronaire de la pulpe avec un excavateur en cuillère ou une fraise ovale montée sur le tour, à recouvrir d'un ciment antiseptique le ou les moignons pulpaires qui restent dans le canal et à obturer par-dessus. « Ce procédé, dit-il, convient surtout aux molaires dont il est bien difficile d'extraire les prolongements pulpaires et dont il est tout à fait impossible d'obturer convenablement les canaux étroits et tortueux. » Ces prolongements radiculaires pourraient, d'après lui, continuer à vivre.

Si la pulpe est gangrenée, il fait pénétrer quelques gouttes d'une solution de sublimé au 1/20 avec une sonde à racine par l'orifice des canaux bien dégagé et introduit ensuite une pâte au sublimé qu'il pousse avec un fouloir dans les canaux.

Redard, de Genève, va plus loin, il proscrit complètement arsenic et tire-nerfs, et conserve tout, pulpe et débris de pulpe (quel que soit l'état d'irritation, d'inflammation, de suppuration). Il lave la cavité avec un mélange de sublimé et de résorciné, fait une série de pansements antiseptiques pendant une dizaine de jours et obture sur une coiffe de coton iodoformé.

Un auteur allemand, Baume, propose une simplification de la méthode antiseptique qui consiste à triturer les débris pulpaires avec du borax ;

2° Dans un second procédé, on renonce à désinfecter le contenu des canaux, on ne le tente même pas ; considérant l'infection comme à peu près inévitable, on ne cherche qu'une chose, empêcher la propagation à l'alvéole; ce procédé préventif de la périostite, imaginé depuis longtemps déjà par Hullihen, consiste à pratiquer la trépanation de la dent au niveau du collet; cette opération a pour résultat, en mettant en communication le canal pulpaire avec l'extérieur, de servir de drainage permanent et d'empêcher la rétention des produits septiques.

Ces deux procédés qui constituent une dernière ressource, précieuse dans certains cas, ne sauraient être acceptés comme méthode générale de traitement des caries du 4° degré sans périostite, ce ne sont que des pis-aller : l'extirpation complète seule met à l'abri des récidives : les périostites consécutives sont presque toujours en proportion directe de la masse de tissu mortifié laissé dans la chambre pulpaire et les canaux.

Mais l'extirpation complète n'étant pas toujours possible, on pourra être forcé de recourir aux procédés que nous venons d'indiquer.

Quand on se trouve aux prises avec une de ces dents où le cathétérisme d'un ou de plusieurs canaux est impossible, il faut : 1° enlever d'abord tout ce qu'on peut (pulpe et nerf palatin dans les dents multiradiculaires).

2° Appliquer la méthode antiseptique dans toute sa rigueur, nettoyage de la cavité, lavages prolongés ;

3° Essayer de détruire sur place les agents infectieux; embaumer en quelque sorte les tissus qu'on est forcé d'abandonner en les rendant imputrescibles à l'aide de composés chimiques, créosote, acide phénique, etc... (Galippe).

Après quelques séances, s'il ne survient aucun accident, on pourra faire une obturation provisoire, en laissant à demeure le même pansement antiseptique. Nous ne sommes pas partisan du drainage préventif dans ces cas, il a pour résultat d'infecter sûrement, en donnant entrée à la salive, les débris pulpaires s'ils ne l'étaient pas encore et de créer sans nécessité dans la bouche un petit cloaque, à sécrétion purulente plus ou moins abondante, auquel il sera temps de se résigner quand on ne pourra pas faire autrement, c'est-à-dire s'il survient une menace de périostite ; alors le drainage trouvera son emploi, mais il pourra dans bon nombre de cas être remplacé avantageusement par la greffe ou réimplantation, comme nous le verrons plus loin en traitant de cette opération.

Les difficultés de l'extirpation, très variables suivant les dents auxquelles on a affaire, suivant l'âge des individus, etc..., tiennent :

1° *A la multiplicité des canaux.* Pour les incisives et les canines, rien de plus facile habituellement que d'extraire la pulpe, ces dents n'ayant qu'un canal ; les obstacles n'existent que pour les dents multiradiculaires.

Les deux prémolaires inférieures n'ont généralement qu'un canal, mais les supérieures en possèdent souvent deux, exceptionnellement trois.

Des trois racines des grosses molaires supérieures, l'interne ou palatine a généralement un canal large et facile à explorer, mais les deux externes, surtout la postérieure, en ont généralement un d'une étroitesse excessive qui augmente avec l'âge.

Exceptionnellement, ces molaires supérieures ont quatre racines distinctes avec 4 canaux dentaires.

Les deux grosses racines des molaires inférieures qui résultent de la soudure de deux racines plus petites, présentent le plus souvent chacune deux canaux d'un calibre assez étroit ; la difficulté de leur exploration est encore augmentée quand les deux canaux de chaque racine sont confondus à leur partie supérieure en une sorte de fente transversale aplatie et que leur division ne se fait que profondément dans la racine.

Quant aux molaires de sagesse, le nombre et la disposition de leurs canaux dentaires sont aussi irréguliers que ceux des racines : il y en a tantôt un, tantôt deux ou trois ; c'est toujours par tâtonnement qu'on doit rechercher leur orifice ;

2° *A l'étroitesse des canaux.* — Quand dans une même racine il y a deux canaux presque juxtaposés, c'est à peine si les plus fines sondes de Donaldson peuvent y pénétrer, la difficulté augmente encore avec l'âge ;

3° *A la fusion partielle des canaux.* — Nous l'avons déjà dit pour les molaires inférieures, un canal unique au niveau de la chambre pulpaire peut se bifurquer plus ou moins bas ; il est souvent absolument impossible de s'en rendre compte et l'on peut être convaincu d'avoir pratiqué une désinfection parfaite alors qu'il reste dans le canal non exploré un filament pulpaire qui deviendra peut-être une source d'infection.

Parfois deux canaux sont fusionnés sur toute leur étendue réunis l'un à l'autre par une portion intermédiaire rétrécie ;

4° *A l'irrégularité des canaux.* — Cette irrégularité est parfois fort grande, soit comme direction (divergence considérable, courbures en tous sens, simples ou en S), soit comme disposition de parois (nodules calcaires disséminés, arêtes, angles) ; elle peut opposer un obstacle infranchissable au cheminement des instruments.

Comment venir à bout de tous ces obstacles ?

La première condition à remplir, c'est d'y voir clair ; par conséquent, il faut se donner du jour ; dans les caries peu accessibles (face postérieure des molaires, caries du collet), il ne faut pas hésiter à abattre une partie de la couronne s'il est nécessaire, pour avoir sous les yeux tous les orifices des canaux et rendre leur abord possible. S'il s'agit d'incisives, de canines, on peut forer un trou à la partie postérieure de la dent dans l'axe du canal.

En se guidant sur les notions anatomiques que nous venons de donner et en explorant attentivement le fond de la chambre pulpaire, on pourra entreprendre l'extirpation des prolongements de la pulpe.

Il faut proscrire les tire-nerfs barbelés dont la fragilité est cause de fréquentes ruptures dans le canal : rien n'est plus difficile que l'extraction de ces débris métalliques et cependant on ne peut songer à les abandonner, car en supposant que l'instrument fût aseptique au moment de son introduction (les sondes barbelées sont presque impossibles à désinfecter en raison des nombreuses encoches qu'elles présentent) le canal le plus souvent ne l'est pas et la présence de ce corps étranger amène fatalement, à plus ou moins bref délai, des complications alvéolaires qui nécessitent l'extraction de la dent.

Il faut donc se servir d'instruments lisses, sondes de Donaldson, tire-nerfs platino-iridiés, simples fils de piano, etc. Autour de l'extrémité de l'instrument est enroulée une mince couche de coton uniformément serré ; on l'insinue le long de la paroi en le faisant glisser doucement, jusqu'à l'extrémité du canal ; la profondeur de l'enfoncement, la résistance éprouvée indiquent qu'on a atteint l'apex ; on fait subir alors à la sonde plusieurs mouvements de rotation (8 à 10 tours, par exemple), qui ont pour résultat d'enrouler et de rompre le cordon pulpaire ; il peut en général être enlevé en totalité après une ou plusieurs tentatives.

Dans l'introduction de la sonde, il faut bien prendre garde de ne pas dépasser l'apex, surtout quand il s'agit de pulpes gangrenées, car le transport des éléments infectieux aurait inévitablement pour résultat la production d'une périostite.

Si les tentatives d'introduction de la sonde n'aboutissent pas, que faut-il faire ? Il n'y a que deux partis possibles à prendre : ou bien se résigner à abandonner le prolongement pulpaire, ou bien creuser la dentine dans la direction présumée du canal, à l'aide de forets appropriés.

Nous reviendrons sur cette question du forage des racines à propos de la désinfection des canaux, mais dans le cas qui nous occupe, si on tient à l'essayer, il faut agir avec une extrême prudence. Il arrive fréquemment de perforer les racines même dans le cas où le canal est accessible et où l'on a pour se guider le cathétérisme à l'aide de la sonde : à plus forte raison, cet accident se produira-t-il si l'on ne possède aucun renseignement sur la direction exacte à suivre ; or, on ne peut jamais avoir qu'une idée plus ou moins approximative de cette direction, en raison des variétés nombreuses que présente le mode de division des racines des dents. Il n'est pas rare, en particulier pour les bicuspides à double racine, qu'un opérateur croyant avoir affaire à un seul canal, pénètre dans l'alvéole en faisant passer son foret entre les deux racines.

Nous engageons donc à ne pas pousser trop loin cette recherche du canal radiculaire : si après avoir creusé à une certaine profondeur, la sonde ne s'engage pas dans le conduit cherché, il vaut mieux s'arrêter que d'exposer le patient aux complications résultant d'un abcès alvéolaire.

En revanche, le forage nous semble parfaitement justifié dans les cas où le cathétérisme est possible, mais où la sonde manœuvre si difficilement que l'extirpation ne peut se faire ou reste incomplète.

L'élargissement du canal peut seul permettre un nettoyage complet, nous verrons plus loin avec quelles précautions il convient de le pratiquer.

II. — DÉSINFECTION DES CANAUX.

La pulpe une fois extraite, il faut chercher à réaliser l'antisepsie aussi parfaite que possible de la chambre pulpaire et des canaux : il ne sera permis de faire l'obturation que lorsqu'on jugera la désinfection suffisante pour rendre impossible l'apparition d'accidents ultérieurs.

S'il s'agit d'une dent dont la pulpe, malade depuis peu de temps, vient d'être dévitalisée par l'arsenic, l'infection n'est généralement pas très profonde et, après avoir nettoyé la chambre pulpaire et ses prolongements, bon nombre de praticiens n'hésitent pas à faire une obturation immédiate définitive. Les succès obtenus sont fréquents mais non constants : après ce que nous avons dit de l'envahissement des canalicules de l'ivoire par les parasites, les échecs n'ont pas besoin d'explication ; on ne saurait avoir la prétention justifiée d'opérer en une séance la désinfection complète d'une dent cariée et dépourvue de sa pulpe, et la confiance dans la perfection de l'opération est trop souvent mise en défaut par les accidents ultérieurs : la prudence la plus élémentaire commande donc, même dans les cas les plus favorables, de ne pas se contenter d'un simple lavage des cavités pulpaires et de poursuivre plus à fond la désinfection de la dent.

Deux moyens s'offrent à nous pour réaliser l'antisepsie des cavités pulpaires :

1° L'emploi des procédés mécaniques ;

2° L'application des antiseptiques.

Les premiers concourent à l'antisepsie en enlevant la plus grande partie des tissus infectés ; ils consistent à fraiser profondément les parois de la chambre pulpaire et de la cavité de la carie par les procédés habituels, mais faut-il étendre ce nettoyage aux canaux ?

Il convient ici de discuter ce procédé du forage des racines, très vanté par un certain nombre d'opérateurs.

Pour ses partisans, il aurait les avantages suivants :

1° D'enlever tous les débris pulpaires, tout le contenu infecté des canaux.

2° De permettre l'application plus parfaite des substances antiseptiques ;

3° De faciliter beaucoup l'obturation complète des canaux. Nous réservons ce dernier point dont nous discuterons plus loin l'opportunité. Les deux premiers avantages sont certainement précieux, mais malheureusement le forage offre des dangers tels que la plupart hésitent à s'en servir.

Il est très difficile en effet de suivre exactement le canal pour peu qu'il soit tortueux, même avec les forets les plus flexibles, et l'on est constamment placé entre les deux alternatives suivantes : ou la rupture du foret dans le canal ou la perforation de la racine. Les forets flexibles se rompent aisément, les forets rigides ne cassent pas, mais à moins d'un canal parfaitement rectiligne pénètrent avec la plus grande facilité dans l'alvéole. Un autre danger, c'est le refoulement des éléments infectieux par le foret au delà de l'apex.

Il faut donc, pour éviter tous ces écueils, prendre les plus minutieuses précautions : commencer par introduire jusqu'à l'extrémité du canal un Donaldson afin d'avoir une idée nette de la direction de la racine ; si le canal est rectiligne, il n'y a, pour ainsi dire, qu'à laisser aller l'instrument, c'est là le secret du succès, mais il faut retirer continuellement le foret pour enlever tous les débris et l'empêcher ainsi de se fixer et par conséquent de se briser ; laver fréquemment pour éloigner les bavures que l'instrument a tendance à repousser vers l'apex : pour opérer plus sûrement, sonder de temps en temps : toute force doit être évitée.

En arrivant vers le sommet de la racine, redoubler de prudence pour ne pas franchir l'apex et entraîner dans l'alvéole les poussières septiques : il vaut mieux rester notablement en deçà que de dépasser le but. D'ailleurs, la profondeur à laquelle pénètre la sonde indiquera d'une façon précise le point exact où il faut s'arrêter.

En résumé, le forage des racines ne peut être employé qu'avec une extrême réserve ; il est possible et avantageux (bien que son exécution reste toujours dangereuse) dans les cas où la sonde peut parcourir les canaux, mais il doit être absolument proscrit dans ceux où il serait cependant le plus utile, c'est-à-dire quand les canaux sont inaccessibles à la sonde et par conséquent impossibles à désinfecter.

Où le forage trouve son application idéale, c'est dans la préparation des racines des incisives et des canines pour la pose des dents à pivot ; là en effet, les difficultés se trouvent réduites au minimum, grâce au canal unique, large, rectiligne, aisément accessible.

Le nettoyage instrumental des cavités et des canaux constitue une sorte d'antisepsie mécanique dont beaucoup d'opérateurs se contentent ; — malgré son importance, elle est cependant complètement insuffisante, et il est indispensable de la faire suivre de la désinfection chimique.

Cette dernière se pratiquera de la façon suivante :

Lavage abondant et prolongé de la chambre pulpaire et de la cavité de la carie avec un antiseptique énergique (sublimé, thymol, acide phénique, etc.) ; on procèdera ensuite à la toilette des canaux ; avec une fine sonde entourée d'ouate imbibée de l'antiseptique choisi, on écouvillonnera à plusieurs reprises dans toute leur hauteur les canaux radiculaires.

Quand l'extirpation pulpaire vient d'être faite (après dévitalisation), elle est toujours suivie d'une petite hémorrhagie : il ne faudra cesser le lavage du canal que lorsque cette hémorrhagie sera complètement arrêtée et que l'ouate ne ramènera plus de sang.

Pendant ces cathétérismes répétés du canal, il faudra se prémunir avec soin du danger d'introduire dans l'alvéole des éléments infectieux provenant de la dent.

Quel qu'ait été le procédé employé, que l'élargissement des canaux ait été ou non pratiqué, il faut toujours considérer cette première désinfection de la dent comme insuffisante et laisser à demeure dans le canal et la chambre pulpaire un pansement à action durable, capable de continuer d'une façon permanente la désinfection commencée. C'est qu'en effet, en raison de la structure de la dent et de la façon dont elle est envahie, nous avons affaire à une plaie extraordinairement anfractueuse, se composant d'une multitude de clapiers microscopiques formés par les canalicules infectés ; ces clapiers inaccessibles aux simples lavages antiseptiques donnent lieu à des indications thérapeutiques particulières.

Il faut de toute nécessité avoir recours à des substances douées d'une diffusibilité et d'une volatilité qui leur permettent de pénétrer profondément dans les canalicules et d'y détruire les parasites ou d'y arrêter leur développement.

Ce qui rend le succès possible, c'est que dans cette cavité absolument close lorsqu'elle est obturée à la gutta-percha, les substances volatiles peuvent prendre une tension de vapeur considérable.

La substance la plus anciennement employée est la créosote qui a donné et donne encore d'excellents résultats ; la preuve de la persistance de son action est donnée par ce fait que des mèches créosotées, retirées longtemps après leur introduction, gardent encore leur odeur caractéristique.

L'acide phénique, dont l'action paraît moins persistante, l'iodoforme sont également fort en usage.

Mais il est toute une classe de substances qui, en raison de leurs propriétés particulières, sont spécialement applicables dans le cas qui nous occupe, ce sont les huiles essentielles. Un assez petit nombre ont été jusqu'à présent utilisées dans la pratique, l'essence de girofle, l'eugénol, l'essence d'eucalyptus, l'eucalyptol, le thymol, etc..., soit seules, soit associées entre elles, soit additionnées d'iodoforme. On se servira de l'ouate comme véhicule du médicament, une fine mèche pour les canalicules (portée à l'aide de la sonde de Donaldson), un petit tampon pour la chambre pulpaire ; le pansement sera recouvert d'une occlusion hermétique à la gutta-percha, dans le double but de mettre obstacle à l'infection par salive, et d'éviter absolument au sujet la perception de l'odeur ou de la saveur du médicament employé.

On a proposé un moyen beaucoup plus énergique que les précédents, moyen qui permettrait de réaliser instantanément la désinfection complète de la dent : c'est l'emploi de la chaleur sous deux formes différentes : 1° air surchauffé injecté dans la dent ; 2° fil rougi du galvano-cautère introduit dans la chambre pulpaire et les canaux.

Nous avons déjà exposé notre opinion au sujet de ces procédés : le dernier a l'inconvénient de créer une eschare sans qu'on puisse savoir si tous les éléments infectieux ont été détruits, et si cette eschare ne fournira pas un milieu de culture favorable pour les parasites qui ont pu échapper à l'action de la chaleur.

L'efficacité de l'air chaud est encore plus incertaine : on ne peut savoir ni jusqu'où il pénètre, ni à quelle température : il est absolument impossible de compter sur ce moyen pour l'antisepsie des canaux.

C'est donc en définitive aux médicaments diffusibles, qu'il faut avoir recours.

Au bout de deux ou trois jours, on enlèvera la gutta-percha afin d'examiner l'état du pansement.

Pour qu'on puisse considérer cliniquement la désinfection comme accomplie, il faut :

1° Que la mèche extraite présente l'odeur normale du médicament dont elle est chargée (pas d'odeur de putréfaction ni de gangrène) ;

2° Qu'il n'y ait plus de suintement par le canal, que la mèche soit restée sèche ;

3° Qu'il n'y ait pas de sensibilité au contact de la sonde ;

4° Qu'il n'y ait aucun retentissement du côté du périoste. Si l'on obture sans que ces conditions soient rigoureusement remplies on s'expose à voir éclater tôt ou tard des accidents alvéolaires.

Ce résultat doit être obtenu rapidement, en quelques séances — une ou deux dans les cas simples — trois ou quatre quand l'infection est plus profonde. Si quelques pansements bien faits n'ont pas réussi, des pansement prolongés ne réussiront pas davantage : c'est que les éléments infectieux sont ou trop abondants ou inaccessibles ou entretenus par la présence d'un corps étranger (débris de tire-nerfs, de sonde, etc.) ou qu'ils ont causé des lésions anatomiques trop profondes (nécrose du sommet de la racine).

Une fois la désinfection obtenue, il ne reste plus qu'à exécuter l'obturation de la dent présumée guérie.

Cette obturation des dents sans pulpe comprend : 1° l'obturation des canaux ; 2° l'obturation de la chambre pulpaire ; 3° l'obturation de la cavité de la carie.

La première, c'est-à-dire l'obturation des canaux a été l'objet de discussions sans nombre.

III. — Obturation des canaux radiculaires

Elle est de date relativement récente, les premières observations sérieuses ne remontent guère qu'à 1840-1850

(Dr Dunning) ; mais bien avant cela, en 1797, on poussait déjà dans les canaux des tiges d'or ou de platine.

Repoussée complètement par les uns, elle est pratiquée par un très grand nombre d'opérateurs avec les soins les plus minutieux et considérée par eux comme le seul moyen d'éviter les accidents du côté de l'alvéole. Nous ne reproduirons pas leurs arguments qui, pour la plupart, n'ont pas une grande valeur scientifique ; en revanche le principal argument de leurs adversaires est des plus sérieux : c'est la difficulté parfois excessive de l'opération ; si en effet le sondage et le forage des canaux présentent de graves obstacles, ces obstacles sont plus grands encore quand il s'agit de l'obturation. On peut mettre en fait qu'il est impossible sur une dent en place de faire une obturation complète des canaux pour peu qu'ils soient étroits ou irréguliers ; 9 fois sur 10, on trouverait en ouvrant la dent de larges sections privées de matière obturatrice.

On s'est servi pour l'obturation des canaux de substances presque aussi variées que pour le coiffage :

1° Matières métalliques (les premières employées), or, étain, plomb, amalgame ;

2° Substances mixtes, fils métalliques (d'or d'albuminium) entourés d'une substance plastique (ciment, gutta-percha).

3° Substances plastiques, oxychlorures, oxyphosphates, pyrophosphates, gomme laque en solution épaisse, plâtre, gutta-percha.

Enfin dans ces dernières années, on a préconisé une série de pâtes antiseptiques, pâtes iodoformées, cosmoline phéniquée, etc., qui constituent un réel progrès sur les obturations précédentes, d'abord en raison de l'adjonction de substances antiseptiques, et ensuite parce qu'elles constituent une obturation amovible ; ce dernier point est d'une importance considérable pour le traitement des accidents et complications toujours à craindre ; nous avons déjà insisté à plusieurs reprises sur ces accidents qui éclatent malheureusement trop souvent quelques jours, quelques mois ou même plusieurs années après une obturation présentant toutes les garanties de succès : en présence de cette incertitude des résultats, il faut donc toujours rendre possible une intervention ultérieure ; or, quand les canaux ont été remplis avec des substances inamovibles, métaux ou ciments, ce n'est qu'au prix des plus grands efforts pour l'opérateur, des douleurs les plus pénibles pour le patient, qu'on réussit à les désobturer.

Il faut nous reporter pour la conduite à tenir à l'égard des canaux à ce que nous avons dit sur la marche des parasites infectieux : nous savons que l'infection de l'alvéole se fait pour ainsi dire toujours par l'apex, région éminemment favorable, en raison de sa structure anatomique, au développement des infections secondaires ; si donc nous étions sûrs de pouvoir pratiquer une occlusion hermétique du canal à l'apex avec une substance adhérant intimement à ses parois telle que la gutta-percha ou mieux encore l'oxychlorure de zinc, il semble que nous ne devrions pas hésiter puisque nous nous mettrions ainsi à l'abri de l'infection alvéolaire.

Rien n'est moins certain cependant ; si le canal radiculaire est infecté, rien ne nous prouve que quelques micro-organismes n'ont pas déjà pénétré au delà de l'apex, organismes qui, s'ils rencontrent des conditions favorables, envahiront peu à peu tout le ligament alvéolo-dentaire. Dans ce cas, non seulement l'obturation ne sera pas utile, car elle n'empêchera pas le développement des microbes, mais elle sera fort nuisible, en créant des difficultés à l'opérateur lorsqu'il cherchera à déboucher le canal pour livrer passage aux produits inflammatoires de l'alvéole.

D'autre part, même si nous étions assurés de l'intégrité de l'alvéole, nous n'aurions jamais la certitude d'avoir fait une obturation parfaite de l'extrémité des canaux, dans les dents à plusieurs racines ; nous ne pouvons agir qu'à l'aveugle, au hasard.

Tout au plus, la chose est-elle réalisable pour les incisives et les canines où le canal unique et élargi nous permet de voir clair et d'agir presque à coup sûr. C'est ce qui explique les succès que l'on obtient, lorsqu'on s'entoure de soins suffisants, dans la pose des dents à pivot sur les racines de ces dents antérieures : l'antisepsie et la désinfection des canaux sont ici relativement faciles, et l'obturation peut se faire dans les meilleures conditions de précision. Malgré cela, il n'est pas rare au bout d'un temps plus ou moins long de voir apparaître de la périostite.

Mais en dehors de ce cas particulier, nous repoussons formellement l'obturation dite complète, des canaux.

Il n'y a qu'un mode de traitement logique, c'est l'abandon dans leur cavité d'une substance antiseptique aussi diffusible et à action aussi durable que possible pour les raisons que nous avons indiquées plus haut.

Du reste, d'après Galippe, la nature se charge souvent de l'obturation des canaux radiculaires, il se fait au sommet de la racine des productions cémentaires qui pénètrent dans le canal, le tapissent en quelque sorte, et quelquefois même le remplissent complètement.

Peu importe d'ailleurs, ce qu'il s'agit d'obtenir avant tout, c'est un état d'antisepsie ou d'asepsie du canal tel que les accidents infectieux deviennent impossibles.

Le procédé le plus simple et le plus efficace est encore la vieille méthode de la mèche de coton imbibée d'un liquide antiseptique et laissée à demeure (acide phénique, créosote, iodoforme, et surtout essences).

IV. — OBTURATION DE LA CHAMBRE PULPAIRE ET DE LA CAVITÉ DE LA CARIE

L'obturation doit-elle être provisoire ou définitive ?

Il y a des partisans de l'une et de l'autre : dans le second camp, toute l'Amérique « Times is money » ; en une séance, on traite la dent quel que soit son état, inutile d'ajouter que si la méthode donne des succès dans le cas où les canaux ont été à peine touchés par l'infection, les échecs sont nombreux ; c'est une hérésie scientifique de prétendre, comme le fait Cunningham (de Cambridge), qu'il est possible en moins d'une heure de désinfecter complètement n'importe quelle dent sans pulpe, avec ou sans abcès alvéolaire, et d'en faire l'obturation définitive.

Nous n'insisterons pas sur ce point.

Même dans les cas où la dent, traitée en une ou plusieurs séances, avec les précautions ci-dessus décrites, nous paraît parfaitement désinfectée (et nous avons indiqué quelles condition elle doit alors remplir), il faut en faire l'obturation provisoire à la gutta-percha ou à l'oxychlorure et remettre à plus tard l'obturation définitive.

Les auteurs sont extrêmement partagés sur le temps qu'il convient d'attendre avant de pratiquer cette obturation définitive : pour les uns, quelques semaines au plus sont amplement suffisantes, les rechutes se produisant surtout à bref délai ; pour d'autres, il faut au moins 6 mois (les rechutes au bout de 4 à 5 mois n'étant pas rares). Il est évident que l'état antérieur de la dent est le principal élément dont il faut tenir compte pour prendre une détermination.

Quelles sont les *résultats* de la méthode que nous venons de décrire ? Est-il possible de sauver ainsi toutes les dents sans pulpe ?

S'il n'y a pas de périostite antérieure, si le cathétérisme des canaux peut se faire, on peut répondre oui hardiment, dans tous les cas presque sans exception.

Si l'on est forcé d'abandonner dans les canaux des tissus infectés ou pouvant l'être, les chances de succès diminuent, il reste toujours une incertitude sur la guérison définitive.

Quant aux cas compliqués d'infection alvéolaire, que cette infection soit antérieure au traitement ou consécutive à l'obturation, les chances de conservation sont moindres encore (voir le traitement au chapitre suivant).

Enfin, il peut arriver que, pour des raisons quelconques, le traitement ci-dessus soit inapplicable chez certains sujets qui tiennent cependant à conserver leur dent (cliniques hospitalières, clients de passage ne pouvant disposer que de quelques heures). Dans ce cas, deux méthodes peuvent être proposées au patient :

1° Le *drainage*. Après nettoyage aussi parfait que possible des cavités pulpaires, on trépane la dent au niveau du collet et l'on obture (traitement préventif de la périostite) ;

2° La *greffe* (voir au chapitre suivant).

Dents temporaires. — Dans tout ce qui précède nous n'avons eu en vue que le traitement des dents définitives.

Mais celui des dents temporaires n'est pas moins indispensable : on a malheureusement trop souvent recours à leur extraction prématurée sans réfléchir qu'elle apporte des entraves à la mastication, contrarie la nutrition de l'enfant, entrave le développement du maxillaire, etc...

Ces dents doivent être soignées au même titre que celles de l'adulte et leur traitement est d'autant plus important que les périostites et les abcès résultant de leur carie peuvent, en produisant des lésions des follicules des dents permanentes, troubler l'évolution de ces dernières, provoquer des anomalies dans leur éruption, etc.

La thérapeutique à employer à leur égard est d'ailleurs absolument la même ; même antisepsie, mêmes antiseptiques ; aussi ne nous y arrêterons nous pas.

Réflexions sur la guérison de la carie.

Malgré la physionomie peu rassurante que présente la carie quand on l'étudie microscopiquement sur des coupes, cette affection est guérissable dans l'immense majorité des cas.

Et cependant il est bien certain qu'après la préparation d'une cavité avec les soins les plus rigoureux et les antiseptiques les plus énergiques, il reste fatalement au-dessous de l'obturation des canalicules encore envahis par des microbes même quand la carie est superficielle.

Mais à quel état existent-ils sous la matière obturatrice ? Sont-ils morts ou vivants ? Sommeillent-ils en attendant une occasion favorable pour rentrer en scène ?

Telles sont les questions que Galippe s'est posées, et il y répond de la façon suivante :

On peut admettre qu'au contact direct de la cavité et remontant dans les canalicules à un niveau variant suivant les substances médicamenteuses employées et leur diffusibilité, les microbes sont morts. Plus loin, les parasites ne rencontrant pas de conditions favorables à leur développement sont dans une sorte d'état de sommeil, intermédiaire entre la vie et la mort.

Quant aux parasites qui, grâce à des circonstances favorables ont dépassé de beaucoup les autres et sont par conséquent inaccessibles aux agents thérapeutiques, il conservent leur propriétés biologiques mais mettent seulement plus de temps à en parcourir le cycle. Ils cheminent mais lentement pendant des mois, quelquefois des années. Toutefois, ils arrivent au but, c'est-à-dire à la pulpe dans laquelle ils déterminent des accidents inflammatoires et infectieux à échéance plus ou moins éloignée.

Quand il y a très longtemps (40 ans, par exemple) que l'obturation est faite on peut dire presque à coup sûr que les microbes sont morts ; rappelons à ce propos le fait que nous a communiqué le Dr Ferrier, dans lequel la pulpite a éclaté au bout de 20 ans.

Il est rare que ces accidents prennent la forme de pulpite. Le plus souvent la pulpe s'infecte silencieusement et ce sont seulement les accidents alvéolaires qui se manifestent.

Nous ne pouvons donc jamais avoir la certitude absolue de la guérison d'une dent cariée, même avec les précautions antiseptiques les plus minutieuses.

Cependant nous pouvons éviter certaines des causes qui permettent aux micro-organismes restés latents pendant des années de se réveiller et de reprendre leur marche envahissante : par exemple, la communication entre la cavité obturée et l'extérieur ; pour cela il faut une obturation bien faite.

On peut, à ce point de vue, établir 2 grandes divisions pour les substances obturatrices.

Une première classe de substances adhérant à la dentine, faisant corps en quelque sorte avec elle, la pâte de Hill, les oxychlorures ou oxyphosphates.

Une seconde comprenant les substances métalliques qui n'y adhérent point, si intime que soit leur cohésion (or, alliages, amalgames, etc...)

Toutes deux ont des avantages et des inconvénients : les premières sont peu résistantes mais tant qu'elles demeurent dans la cavité, elles exercent entièrement leur rôle protecteur et isolent efficacement des agents extérieurs.

Pour les substances métalliques il en est de même, si l'opération a été conduite avec le plus grand soin et si la dent possède des parois assez résistantes pour ne jamais céder.

Mais que le sertissage de la substance métallique soit imparfait, que la substance obturante soit mise à nu en un point par l'éclatement d'un fragment de la paroi de la dent, la salive en vertu de la capillarité pénétrera entre le métal et ce qui reste de la paroi. En supposant qu'elle n'entraîne pas avec elle de nouveaux éléments infectieux, elle va restituer aux germes sommeillant dans le canal des éléments indispensables à leur nutrition. Ce travail latent est d'ordinaire très lent, il faut souvent des mois, voire même des années avant qu'apparaissent les complications ordinaires de la carie, pulpite, périostite, abcès...

Les obturations métalliques peuvent encore se déplacer en masse et livrer passage à la salive ainsi qu'aux éléments infectieux qu'elle renferme.

L'une de ces substances paraît néanmoins avoir des avantages manifestes sur les autres, c'est l'amalgame de cuivre. Il aurait, d'après Miller, des propriétés antiseptiques et donne, en tout cas, d'excellents résultats dans les cavités cervicales, voisines du rebord gingival, si difficiles à traiter et où les matières de plombage, malgré toutes les précautions, se désagrègent souvent et permettent à la carie de continuer son œuvre.

Ce serait le seul plombage, actuellement en usage, capable d'exercer une action antiputride continue sur les parois de la dent et son entourage immédiat. La substance de l'organe qui renferme un pareil plombage deviendrait elle-même antiseptique. La carie secondaire serait presque impossible dans ce cas pour peu que les sujets prissent des soins de propreté.

Les substances plastiques ont sur les substances métalliques l'avantage d'adhérer aux parois de la dent et d'opposer une résistance très efficace à la pénétration de la salive, leur manque de dureté a empêché de généraliser leur emploi, mais combinées avec les substances métalliques, elles constituent d'excellentes obturations réunissant les avantages propres à chacune de ces substances.

Pour démontrer que les accidents tardifs survenant après l'obturation sont bien dus à des micro-organismes et aux micro-organismes de la carie, Galippe a ensemencé des fragments de dents extraites ainsi à la suite de périostite aiguë ou chronique. Il y a retrouvé les n°s 1, 2, 3 et 4, le n° 2 plus rare, le n° 4 plus abondant, leur proportion réciproque est d'ailleurs variable.

Cette constatation démontre une fois de plus la nécessité de poursuivre aussi profondément que possible les parasites de la carie avec les antiseptiques diffusibles avant de se décider à faire l'obturation définitive.

III. — COMPLICATIONS CONSÉCUTIVES AUX AFFECTIONS DE L'APPAREIL DENTAIRE

Les complications des affections dentaires sont fréquentes : leur degré de gravité est extrêmement variable ; parfois bénignes au point de passer presque inaperçues, comme cela arrive dans certaines périostites chroniques indolentes avec fistule gingivale, elles peuvent dans certains cas devenir très graves et même mortelles.

Nous ne pouvons entrer dans l'étude approfondie de ces complications dont chacune fournirait matière à de longs développements, mais il est un point que nous devons mettre en lumière, c'est le rôle des micro-organismes buccaux dans leur production ; là encore, en effet, ce sont ces micro-organismes qui interviennent et qui sont la cause directe des accidents.

Périostite alvéolo-dentaire (1).

De toutes ces complications, la plus fréquente et en même temps la plus importante, c'est la périostite alvéolo-dentaire ; elle est importante par elle-même en compromettant les fonctions de la dent et en nécessitant trop souvent l'extraction, mais elle l'est surtout par les suites qu'elle peut entraîner ; elle est en effet l'intermédiaire obligé de tous les accidents d'origine dentaire qui frappent la muqueuse, le tissu cellulaire, les os maxillaires ; sans périostite, pas d'abcès, pas de fistules, pas d'ostéite ni de nécrose, pas d'accidents éloignés graves (phlébite des sinus, pyohémie, etc.) ; la périostite est le foyer d'où rayonnent les éléments infectieux pour envahir les tissus du voisinage.

Neuf fois sur dix, elle est consécutive à la carie et résulte de la pénétration dans le ligament alvéolo-dentaire des micro-organismes venant de la pulpe. Cet envahissement du ligament se fait par le canal radiculaire au niveau du sommet de la racine, région dont la structure anatomique est principalement favorable au développement des infections secondaires. Galippe en donne la description suivante : « Les faisceaux du ligament sont disposés en rayons autour du sommet de la racine, peu nombreux, laissant entre eux des espaces considérables, occupés par des vaisseaux, des débris épithéliaux et du tissu conjonctif lâche. C'est vraisemblablement en vertu de cette disposition que l'infection alvéolaire se fait si souvent, soit spontanément, soit artificiellement.

Une fois dans l'alvéole, les micro-organismes suivant les

(1) Depuis que MM. Ranvier et Malassez ont démontré que la dent est fixée dans l'alvéole par un ligament et non par un périoste, le nom de périostite devrait disparaître et être remplacé par celui d'arthrite ; nous l'avons conservé néanmoins parce qu'il est toujours classique.

conditions de terrain qu'ils y rencontrent se développent avec plus ou moins de rapidité. Ils peuvent former des colonies, gagner de proche en proche ce ligament, provoquer à des échéances plus ou moins longues des poussées inflammatoires suivies ou non d'abcès ».

Nous avons donné plus haut (voir Carie) la description faite par Galippe d'une coupe de dent extraite à la suite de périostite (longtemps après une obturation); des amas considérables de microbes y sont disséminés dans l'épaisseur du ligament; on conçoit que dans ces cas la thérapeutique soit impuissante à détruire les colonies qui par leur situation même échappent à toute intervention.

La périostite n'en est pas moins guérissable dans bon nombre de cas; si l'infection est limitée à la partie du ligament qui avoisine la racine, on peut espérer en venir à bout en faisant de l'antisepsie par les canaux dentaires, sinon il faudra recourir à d'autres moyens que nous indiquerons plus loin.

Il est rare que la périostite frappe des dents saines; on décrit cependant une périostite rhumatismale dont l'existence n'a rien d'invraisemblable si l'on réfléchit que l'implantation de la dent dans son alvéole n'est qu'une articulation, un peu spéciale il est vrai; il n'y a pas de raison pour que le tissu fibreux qui fixe la dent ne soit pas frappé au même titre que les autres tissus fibreux articulaires de l'économie; en dehors de cette cause, il n'y a guère que le traumatisme qui puisse en amener l'inflammation (coup, chute, corps étranger introduit entre la gencive et la dent, etc...); dans ce dernier cas, les éléments infectieux pénètrent par la partie supérieure de l'alvéole, au lieu d'y arriver par le sommet de la racine.

Quelle conduite faut-il tenir en présence des différents cas de périostite? Nous allons l'indiquer brièvement.

1° *Périostite aiguë.* — Si la dent est saine, on prescrit

habituellement des bains de bouche avec la décoction tiède de guimauve et de pavot, traitement qui réussit du reste souvent, car la périostite a dans ces conditions une tendance naturelle à la guérison; mais les lavages antiseptiques sont bien préférables : s'ils ne peuvent exercer une action directe sur les parasites qui ont déjà envahi l'alvéole, ils ont au moins sur l'émolliente guimauve l'avantage d'empêcher ceux qui pullulent dans la bouche d'y pénétrer à leur tour et d'aggraver l'affection.

Des applications révulsives sur toute la hauteur de la gencive correspondant à la racine malade (teinture d'iode, acide chromique, pointes de feu, etc.), combattent très efficacement la douleur.

S'il s'agit d'une dent cariée non obturée, l'indication est simple, il faut la désinfecter avec tout le soin possible et laisser dans le canal ou les canaux un pansement antiseptique.

Quand la dent est obturée et que l'obturation est récente il faut déplomber immédiatement et établir le même traitement antiseptique.

Si l'obturation est ancienne, les opinions diffèrent : certains opérateurs commencent par enlever l'obturation et essaient l'antisepsie par les canaux; d'autres font d'emblée une ponction de la gencive dans la direction du sommet de la racine, où il y a toujours douleur et gonflement (M. Cruet), et au besoin rejoignent le sommet, établissant ainsi un drainage alvéolaire ; cette opération, outre qu'elle apporte un soulagement notable, permet l'élimination des produits infectieux et amène rapidement la disparition des phénomènes aigus. La ponction de la gencive, allant ou non jusqu'à l'alvéole, est d'autant plus indiquée que ce que le sujet réclame avant tout, c'est le remède à ses vives douleurs, et rien n'est plus efficace à cet égard, qu'une révulsion énergique et profonde à l'aide du bistouri ou du galvano-cautère.

Nous ne faisons que signaler en passant l'application à demeure du chlorate de potasse soit à l'aide de pastilles qu'on fait fondre sur la région malade, soit au moyen d'une bande d'ouate trempée dans une solution saturée à chaud de cette substance, et formant un véritable cataplasme : les antiseptiques valent infiniment mieux.

2° *Périostite chronique.* — S'il existe une fistule gingivale sans douleur, on peut laisser la chose en l'état, si la dent est plombée (Cruet). Si elle ne l'est pas, il faut essayer de guérir la fistule en faisant l'antisepsie de la dent par les canaux (la créoline en solution aqueuse à 1 0/0 a donné dans ces cas d'excellents résultats au Dr Ferrier). Si l'on ne réussit pas, on pourra plomber quand même mais avec drainage.

Cependant il est un procédé qui permet d'éviter le drainage, c'est la greffe ou réimplantation.

Nous nous sommes déjà expliqué sur les inconvénients du drainage. Ce petit exutoire qui déverse constamment dans la cavité buccale une sécrétion plus ou moins purulente renfermant des microbes et des produits microbiens est tout à fait contraire à l'hygiène et à l'antisepsie bien comprises ; on ne doit l'utiliser qu'en dernier ressort, quand il est bien démontré que c'est le seul moyen de sauver la dent.

De l'aveu même de ses partisans, le drainage n'est qu'un moyen palliatif avec lequel on n'arrive que très rarement et au bout d'un temps fort long à la guérison de la dent ; c'est qu'en effet dans ces cas de fistules intarissables, il existe au sommet de la racine une lésion trop profonde pour pouvoir guérir spontanément ; ce sommet est dénudé, nécrosé sur une hauteur plus ou moins grande et entretient indéfiniment la suppuration ; il faut donc de toute nécessité l'enlever.

Il existe 2 procédés de résection du sommet, l'opération de Martin (de Lyon) qui consiste à perforer l'alvéole avec un volumineux trépan au niveau présumé du sommet malade, et à enlever en même temps la paroi alvéolaire et la partie nécrosée. Ce procédé manque de précision et a l'inconvénient de créer une brèche considérable, assez longue à se combler. La greffe, au contraire, permet de se rendre un compte exact des lésions, de réaliser une antisepsie parfaite, et de ne créer qu'une plaie bien temporaire puisqu'aussitôt remise en place la dent, grâce à sa forme et à son volume, obture complétement l'alvéole.

Disons un mot des précautions antiseptiques à prendre pour qu'elle réussisse. Avant l'extraction, la bouche sera lavée soigneusement dans toutes ses parties avec la solution phéniquée ou sublimée, il sera bon de faire le nettoyage spécial de la dent malade et de la gencive qui l'entoure. Puis avec un davier stérilisé on extraira la dent lentement, doucement (l'opération est rendue indolore ou très supportable par la cocaïne), de manière à ne produire aucune lésion ni de la gencive ni de l'alvéole. La dent est immédiatement reçue dans une compresse imbibée de liqueur de Van Swieten, l'alvéole est seringué avec soin et tamponné avec de l'ouate, de la gaze ou de l'éponge antiseptique : ce tamponnement a l'avantage d'arrêter l'hémorrhagie et de maintenir l'asepsie de l'alvéole pendant la préparation de la dent.

Celle-ci sera d'abord examinée avec soin et quand on se sera rendu un compte exact des lésions du sommet de la racine, on réséquera la partie malade non avec la pince de Liston, mais avec une petite scie. La surface externe de la dent sera stérilisée au sublimé et les parties rugueuses ou anguleuses arrondies à la lime : il faudra respecter le périoste autant qu'on le pourra. La cavité de la carie sera préparée et obturée par les procédés ordinaires, et contrairement à ce que nous avons conseillé pour le traitement des dents en place, les canaux seront également obturés. Ici, en effet, les conditions ne sont plus les mêmes que dans la bouche, on peut, ayant la dent entre les mains, forer commodément les racines et exécuter leur obturation hermétique surtout au sommet (c'est là le point capital, comme nous l'avons dit).

Toutes ces manipulations seront faites sans qu'à aucun moment les doigts viennent en contact avec la surface de la dent, celle-ci doit être constamment tenue dans la compresse antiseptique, et seuls les instruments stérilisés et les solutions antiseptiques pour le lavage de la cavité et des canaux doivent en être approchés.

La dent complètement préparée est saisie entre les mors d'une pince appropriée et portée dans l'alvéole dont on vient à ce moment seulement de retirer le tamponnement.

Il ne reste plus qu'à fixer la dent à ses voisines si cela est nécessaire. Des lavages antiseptiques de la bouche seront faits très fréquemment pendant les jours qui suivent et le liquide antiseptique sera maintenu chaque fois le plus longtemps possible en contact avec la dent réimplantée.

Tel est, en résumé, le manuel opératoire de la greffe antiseptiquement faite; en suivant ces règles précises, on évitera dans la mesure du possible les fistules ou les insuccès qui n'étaient pas rares, il y a quelques années, quand on ne prenait pas ces précautions.

Nous n'entamerons pas le chapitre des indications et contre-indications de la greffe, qu'il nous suffise de dire que la principale de ces indications c'est l'existence de fistules cutanées.

En parlant du traitement des périostites, nous venons d'indiquer en partie celui de ses complications immédiates, à savoir les *abcès* et les *fistules*.

Les *abcès périmaxillaires* seront ouverts autant que possible par la bouche, même quand il s'agit du maxillaire inférieur, la pointe du bistouri dirigée directement vers le sommet de l'alvéole.

Pour les *fistules*, muqueuses ou cutanées, le traitement doit s'adresser à la cause, c'est-à-dire à la dent malade : il faut, ou la guérir par le traitement antiseptique ordinaire ou la greffer, sinon l'extraire définitivement.

Mais il peut arriver que ni l'extraction, ni la greffe, ni les injections antiseptiques dans le trajet fistuleux ne réussissent à tarir la suppuration : il existe dans ce cas un séquestre osseux, l'infection s'est propagée au maxillaire et il faudra se résigner le plus souvent à attendre la mobilisation du séquestre pour l'enlever.

Les *kystes volumineux* d'origine dentaire, les *abcès du sinus* sont justiciables du traitement suivant : ouverture du kyste ou du sinus par l'extraction de la dent malade, cause première de l'affection ; lavages abondants et fréquents de la cavité avec les antiseptiques et drainage au point déclive (mâchoire supérieure) par un tube métallique maintenu s'il est nécessaire par un petit appareil de prothèse.

Les *kystes* guérissent toujours malgré les craintes que pourraient inspirer les communications de Malassez et Albarran sur leur nature épithéliale.

Les *abcès du sinus* guérissent habituellement de la même manière quand l'infection du sinus est récente ; c'est à des lésions osseuses qu'il faut attribuer les suppurations intarissables que l'on observe malheureusement trop souvent et qui résistent à tous les moyens de traitement.

Indépendamment de ces lésions dues à la périostite, on observe parfois dans la bouche toute une série d'accidents d'intensité extrêmement variable, qu'on a toujours réunis sous une description commune en raison de leur étiologie identique, ce sont les accidents qui se relient à l'évolution de la dent de sagesse.

Accidents de l'évolution de la dent de sagesse.

Déjà en 1887, dans une thèse inspirée par lui (Th. de Cornudet), le professeur Rédier (de Lille) avait émis l'opinion que ces accidents étaient de nature infectieuse. M. Galippe dans un travail plus récent vient d'en donner la démonstration. Chez un malade qui avait été atteint de ces accidents avec abcès à répétition et fistules multiples persistant malgré l'extraction de la dent et les lavages antiseptiques, il trouva le staphylococcus aureus dans le liquide de l'écoulement. Quelques temps après, le malade fut pris de symptômes de méningite auxquels il succomba rapidement. Galippe attribue la méningite à la propagation des staphylocoques à l'encéphale.

Les microbes agissent en pareil cas de la façon suivante : le capuchon de muqueuse qui recouvre la dent, s'ulcère et s'infecte plus ou moins rapidement, suivant certaines conditions, mais surtout suivant le degré d'asepsie de la bouche : on voit alors se développer sur le maxillaire inférieur une gingivite intense se propageant rapidement au maxillaire supérieur et par auto-inoculation à la muqueuse buccale et labiale, c'est une *stomatite ulcéro-membraneuse*.

Mais les accidents inflammatoires ne restent pas toujours localisés à la muqueuse, ils peuvent infecter l'alvéole et si le terrain est favorable, le corps même du maxillaire. Les accidents s'étendent parfois à l'amygdale (amygdalite chronique ou phlegmon mygdalien), par voie lymphatique aux ganglions sous-maxillaires et au réseau lymphatique de la peau (adénite, fluxion œdémateuse ou phlegmoneuse), le masséter se contracture, etc.

Chez l'enfant, ces mêmes accidents se développent, quand l'état général est mauvais, à la suite de l'éruption de la 2e molaire de lait ou de la première grosse molaire permanente et presque toujours au maxillaire inférieur, mais chez lui en raison de la structure du maxillaire inférieur les accidents osseux sont beaucoup plus graves que chez l'adulte. Ces stomatites infectieuses peuvent être communiquées d'individu à individu.

Dans les cas graves on a le tableau complet de cette septicémie buccale sur laquelle nous avons déjà tant insisté. De l'ensemble de ces idées découle l'indication formelle de l'antisepsie buccale : 1° comme traitement *préventif ;* 2° comme traitement *curatif* dans bon nombre de cas.

La thérapeutique des accidents purement muqueux consiste dans l'excision du capuchon muqueux enflammé et douloureux recouvrant la dent. Ce moyen est excellent mais à une double condition : 1° que la réunion des lambeaux ne se fasse pas par première intention ; 1° qu'on fasse de l'antisepsie pour s'opposer à l'infection de la plaie et de la région sous-jacente.

Pour empêcher la réunion de la plaie on emploiera l'acide phénique pur. L'antisepsie buccale accompagnée ou non de l'excision de la muqueuse est absolument efficace contre les accidents dits muqueux, elle réussit même quand il y a déjà un commencement de contracture du masséter. Si le malade a attendu trop longtemps, les bains locaux antiseptiques ont encore l'avantage d'amener une détente qui permet d'établir le diagnostic et de pratiquer l'avulsion de la dent s'il y a lieu.

En résumé, l'antisepsie buccale permettra d'éviter les accidents muqueux ; si les accidents muqueux existent, elle empêchera leur propagation à l'alvéole et au maxillaire ; si on se trouve en présence de complications redoutables, elle en diminuera la gravité et l'on pourra se ménager ainsi des conditions opératoires plus favorables (Galippe).

Il nous reste, pour terminer ce court exposé des complications des affections dentaires, à signaler celles qui peuvent entraîner la mort.

Presque toujours il s'agit d'une ostéo-périostite du maxillaire inférieur qui s'accompagne à un moment donné de phlébite de la veine faciale, la phlébite se propage aux sinus de la dure-mère et amène une méningo-encéphalite mortelle.

D'autres fois, les éléments infectieux suivent une marche inverse et descendent vers le cou, ils déterminent des phlegmons du cou, des pleurésies purulentes ; ils peuvent gagner le larynx et produire de l'œdème de la glotte, etc.

Le syndrôme que l'on a décrit sous le nom d'angine de Ludwig (angine sous-maxillaire, phlegmon infectieux sous-maxillaire), a quelquefois pour point de départ une lésion dentaire (carie suivie de périostite).

Dans certains cas enfin il y a pénétration directe des micro-organismes dans le sang et le malade meurt de pyohémie ou de septicémie.

La thérapeutique est à peu près impuissante quand l'infection est déjà profonde, mais au début une antisepsie énergique aidée des moyens chirurgicaux (incisions, débridements, etc.) pourra enrayer les accidents.

CONCLUSIONS

I. — La bouche est normalement habitée par une quantité innombrable de micro-organismes qu'on peut diviser en deux classes : 1° micro-organismes non pathogènes, agents des fermentations qui se passent dans la bouche et le tube digestif; 2° micro-organismes pathogènes, agents spécifiques de nombreuses maladies locales ou générales.

II. — L'antisepsie buccale *préventive* est le plus sûr moyen de se préserver de l'atteinte de ces maladies; elle constitue le seul traitement *curatif* rationnel des affections buccales et dentaires.

III. — La plupart des lésions ou maladies de la bouche sont d'origine parasitaire et doivent en conséquence être traitées par les antiseptiques ; telles sont : les gingivites et gingivo-stomatites, tartarique, aphteuse, ulcéro-membraneuse, gangréneuse, le muguet.

Les stomatites, dites toxiques, consécutives à l'absorption de certaines substances métalliques (mercure, plomb, arsenic, bismuth, etc.) ne sont que des stomatites septiques, microbiennes, au même titre que la stomatite ulcéro-membraneuse et nécessitent le même traitement.

IV. — Les principales affections de l'appareil dentaire, pyorrhée alvéolaire, carie, sont également causées par des micro-organismes ; leur thérapeutique doit être essentiellement basée sur l'antisepsie.

V. — Les complications de voisinage ou à distance, consécutives aux affections dentaires, sont dues à la propagation des agents infectieux. L'antisepsie permet le plus souvent de les éviter : quand elles surviennent, l'antisepsie est encore avec ou sans le secours des moyens chirurgicaux, la seule méthode capable de les enrayer et de les guérir.

VI. — En chirurgie dentaire, comme en chirurgie générale, des précautions antiseptiques doivent être prises avant, pendant et après toute intervention.

Les mains, les instruments, les matières de pansement, le champ opératoire, doivent être soigneusement désinfectés.

INDEX BIBLIOGRAPHIQUE

Bactériologie de la bouche.

Atkinson. — *Dental Cosmos*, juin 1888.

Black. — *Independent Practitioner*, 1886.

Blake. — Transact. of the Illinois State dental Society, 1886.

Biondi. — *Zeitschrift für Hygien*, 1887, t. II.

Cornil et Babès. — Traité des bactéries, 3e éd., 1890.

David. — Les microbes de la bouche, 1890.

Ficinus. — Sur la chute des dents et la nature de la carie. *Journal von Waller u. von Ammon*, t. XI, 1847.

Friedländer. — *Fortschritte der medicin.*, 1883, vol. I.

Fraenkel. — *Zeitschrift f. klin. Med.*, 1886, t. X et XI.

Gamaléia. — *Ann. de l'Institut Pasteur*, 1888.

Klencke. — *Die Verderbniss der Zahn*, 1850, Leipzig.

Leeuwenhoek. — Arcana naturæ detecta. Delphis Batav., 1695. Opera omnia. Leyde, 1722, t. II.

Lewis. — *The Lancet.*, sept. 1884. — *Med. Times and Gazette*, 1883.

Miller (Dr W. D.). — *Archiv. für exper. Pathol.*, 1882, vol. XVI, p. 291. — *The Independent Practitioner*, 1882, 1884, 1885 et 1888. — *American System of dentistry*, t. I. — *Deutsch. med. Woch.*, 1884, n° 36. Bei[illegible]e et n° 48 ; 1885, n° 40. — *Die mikroorganismen der Mundhöhle*, Leipzig, 1889. — *J. des C. méd.*, 1888. Bactéries chromatiq. de la bouche et leurs rapports avec la dentine cariée.

Netter. — *Bul. de la Soc. anatom.*, 1886-87-88. — *Arch. de physiolog.*, 1886. — *Arch. gén. de médecine*, 1887. — *Bull. médical*, 1er mai 1887. — *Soc. de biologie*, 1887. — *Société des hôpitaux*, 1889. — *Revue d'hygiène*, juin 1889. — *Gaz. hebdom.*, 1889.

Pasteur. — (Chamberland, Roux, et) *Bull. de l'Acad. de méd*, 1881, C. R. de l'Acad. des sc. 1881.

Prazmowski. Unters. über die Entwickelung und Fermentwiskung einiger Bacterienarten. Leipzig, 1880.

Rappin. — *Les bactéries de la bouche.* Th. Paris, 1881.

Rasmussen. — Om dryking af Mikro organismer fra spyt af sunde Mennesker. Copenhague, 1883.

Robin. — Des végétaux qui croissent sur les animaux vivants. Paris, 1887 – Histoire nat. des vég. parasit. Paris, 1853. — Sur la nature des fermentations en tant que phénom. nutritifs désassimilateurs. *J. de l'anatom.*, 1875.

Rosenbach. — Microorg. bei d. Wundinfectionskrankheiten des Menschen. Wiesbaden, 1884.

Verneuil. — Du parasitisme microbique latent. — *Bull. de l'Acad. de médec.*, 1886.

Verneuil et Clado. — C. r. Acad. des sc., 11 février 1889. *J. des C. méd*, 1889.

Vignal. — Recherches sur les micro-org. de la bouche. *Arch. de physiol.*, 1886 et 1887. — *Société de biol.*, 1887. Action des micro-org. de la bouche et des mat. fécales sur quelques subst. alimentaires. *J. des C. M.*, 1887.

Talamon. — *Bull. de la Soc. anat.*, 1883.

Weichselbaum. — Wiener med. Jahrbücher.

Weigert. — Bacterien Untersuchungen, in *Virchow's Archiv.*, t. LXXXIV.

Zopf. — Die Spaltpize, 3e éd. Breslau, 1885.

Hygiène et Antisepsie buccales.

Black. — The dental Review. Des antiseptiques *Odontol.*, avril et août 1889.

Cadéac et Meunier. — *Ann. de l'Institut Pasteur*, 25 juin 1889. Action antiseptique des essences.

Chamberland. — Les essences au point de vue de leurs propriétés antiseptiques. *Ann. de l'Institut Pasteur*, avril 1887.

Cruet. — Antisepsie dans les injections sous-cutanées de chlorhydrate de cocaïne (pour extr. dent.) *J. des C. M.*, 1889.

Galippe. — Soins à donner à la bouche des enfants. *J. des C. M.*, 1885.

Le Gendre. — Traité d'antisepsie médicale, t. I, 1888.

Magitot. — Art. *Dentaire* (hygiène), *Dictionn. encyclop.*

Progrès dentaire (le) — 1877, p. 265 (Hôp. nat. dent de Londres). Hygiène dentaire.

C. Paul. — Saccharine. *Soc. de thérap.*. 11 juill. 1888. — *Bull médec.*, 1889.

Y. Parreidt. — *Odontolog.*, fév. 1889.

Rédier. — *J. de S. méd. de Lille*, 1879 (Hygiène de la bouche).

Affections de la muqueuse buccale.

Achalme. — *Gaz. des hôp.*, 1891.

Audry (Ch.). — *Rev. de méd.*, 1887.

Balzer. — *Société de biologie*, août 1889.

Bergeron. — Stomatites. *Dict. encyclop.* De la stom. ulcér. des sold. Paris, 1859.

Léon Brasse et Wirth. — Altérations produites par le mercure dans les fonctions des organes qui servent à son élimination. *Soc. de biol.*, 1887.

Brun. — Thèse agrég. Des accidents imputables à l'emploi chirurgical des antiseptiques, 1886.

Catelan. — *Arch. de méd. nav.*, 1877.

Dalché et Villejean. — *Archives de médecine*, août 1887. — *Bull. gén. de thérap.*, nov. 1888.

David. — *Arch. gén. de méd.*, 1887. Stomat. aphteuse.

Dessois (Th.). — 1875. Langue noire.

Didsbury. — Th. Paris, 1883. De l'état des gencives chez les femmes enceintes et de son traitement.

Frühwald. — (1889). Ueber stomatitis ulcerosa. *Jahrbuch. für Kinderheilkunde und physische*. Erziehung, 1889.

Galippe. — Tartre et calculs saliv. *J. des C. M.*, 1886.

— Gingivo-stomatites. *J. des C. méd.*, 1890.

Gubler. — *Gaz. hebd.*, 1857 et 1858.

Hirtz (Edgar). — De la stomatite aphteuse confluente bénigne et de son traitement. *J. de méd. et de chir. pratiq.*, mars 1887.

Klemperer. — *Centralb. f. klin. Med.*, 1885.

Magitot. — Gencives. *Dict. encyclop.*

— Stomat. ulcér. ou ulcéro-membr. *J. des C. M.*, 1887-1888.

Moure. — *Mém. de la Soc. de méd. chir. de Bord.*, 1883.

Panas. — *Gaz. des hôp.*, 8 juillet 1882. Stomatite mercurielle.

Pinard. — *Bull. de thérap.*, 1877.

Quinquaud. — *Arch. de physiol.*, t. I, 1868.

Renzi (Errico de). — Il Morgagni. *Bull. méd.*, 13 mai 1888.

G. Roux et Linossier. — Biologie du muguet. *Lyon médical*, oct. 1889. *J. des conn. méd.*, 1889. *Arch. de méd. expérim.*, janv. et mars 1890.

Schimmelbusch. — *Deutsche med. Woch.*, 1889, nº 26. — *J. des C. méd.*, 12 sept. 1889.

Schmorl. — *Centralb. f. bacteriologie* und *Parasitenkunde*, 1890.

Affections de l'appareil dentaire.

Baume. — Méthode pour le traitement des restes de pulpe par le borax (*Zahntechnische Reform*), *Odontol.*, juillet 1889.

Coleman. — Manuel de chirurgie et de pathologie dentaires, Trad. par Darin, 1886.

Cornudet. — De la dent de sagesse en général, et en particulier des accidents provoqués par son éruption. Th. Paris, 1887.

Cruet. — Des caries dentaires compliquées, considérées principalement au point de vue de leur traitement. Th. Paris, 1879. — Traitement chirurgical de l'ostéo-périostite alvéolo-dentaire. *Journal des conn. méd.*, 1888.

Cunningham. — *Progr. dent.*, 1889.

David. — *Étude sur la greffe*. Th. Paris, 1877. — *Les microbes de la bouche*, 1890 et Historiq. de la carie dent. *Odontol.*, 1886.

Demons (de Bordeaux). — *Soc. de chirurgie*. Rapport de Périer, 1872.

Dental Cosmos. — Philadelphia, 1859-1891.

Dental Record. — London, 1880-1891.

Dental Review. — Harlan, Chicago, 1883-1891.

Dubois. — Aide-mém. du Chir. dent., 1889.

Duret. — Phlébite infectieuse des veines ophtalmiques à la suite de périostite alvéolo-dentaire. *J. des conn. méd.*, 1886.

Ferrier. — Greffe. *Jour. des conn. méd.*, 1889 (Soc. de stom.).

Galippe. — Chute des dents chez les ataxiques. *J. des conn. méd.*, 1882 et 1886. — Recherches sur la densité des dents, sur leur composition chimique *J. des conn. méd.*, 1885 et Pyorrhée alvéolaire. *Journ. de conn. méd.*, 1884-87-88-89 et 90.

Galippe et **Vignal**. — Note sur les micro-organismes de la carie dentaire. *J. des conn. méd.*, 1889.

Galippe. — Du rôle des parasites infectieux dans la production des accidents provoqués par l'éruption de la dent de sagesse. *J. des conn. méd.*, 1889. — Quelques remarques sur la vitalité des microbes de la carie et sur la thérapeutique générale de cette lésion. *J. des Conn. méd.*, 1889.

Harris et **Austen**. — Trad. par Andrieu. *Traité de l'Art du dentiste*. 2e éd., 1884.

Heydenreich. — Th. agrég. Paris, 1878.

Independent Practitioner (The). New-York, 1880-1888.

International dental Journal. Philadelphie, 1889-1891.

Jack (**Dr Louis**) (Philadelphie). — Transactions of Pensylvania dent. Society. Traitement conservateur de la pulpe. *Progr. dent.*, 1880.

Leber et Rottenstein. — Recherches sur la carie dentaire, Paris, 1868.
Magitot. — Traité de la carie dentaire, 1867.
— Ostéo-périost. alv. dent. *Arch. gén. de méd.*, 1867.
— Art. Dents du *Dict. encyclop.*
— Drainage métallique des kystes des mâchoires. *J. des conn. méd.*, 1886.
— *Trans. de la Soc. odontol. de la Gr. Bretagne*, avril 1887.
Malassez et **Galippe**. *Soc. de biolog.*, 1884.
Marchal (de Calvi). — Gingivite expulsive. *C. r. de l'Acad. des sc.*, 10 sept. 1861.
Matthews (**A. R.**). — Traitement des maladies de la pulpe. (Brit. J. of dent. Sc.). *Progr. dent.* 1881.
Martin (de Lyon). — De la trépanation des extrémités radiculaires des dents appliquée au traitement de la périostite chronique alvéolo-dentaire. *Lyon médic.*, janv. 1881.
Miller. — Les pulpes gangreneuses comme centre d'infection (Dental Cosmos), *Odontol.*, mai 1888.
Odontologie. — 1881-1891.
Piétkiewicz. — De la périostite alvéolo-dentaire. Th. Paris, 1876.
Poncet. — Carie et périostite dent. Infect. putride. *J. des conn. méd.*, 1886.
Progrès dentaire. — 1864-1891.
Redard. — *Rev. et Arch. suisses d'odontol.*, janv. 1890.
Revue odontologique. — 1882-1891.
Richer (Paul). — De la périodontite expulsive et de son traitement. Th. Paris, 1890.
Schrott. — *Die Bewohner des Mundes und der Zähne*, Mulhausen, 1868.
Schwartz. — Angine de Ludwig. *J. des conn. méd.*, avril 1889.
Seymour (G.). — Préparation des canaux radiculaires (London dental. Hospit.). *Prog. dent.*, janv. 1880.
Tissier. — Angine de Ludwig. *Progrès médical*, 1886.
Tomes. — Traité de chirurgie dentaire. Trad. Darin, 1873.
Underwood et Miles. — Transact. du Congrès intern. des sc. méd. Londres, 1881.
Underwood. — Aids to dental Surgery, 1886. — Trad. Darin, 1887.
Walkhoff (Otto). — Traitement conservateur de la pulpe. *Odontol.*, 1887.
Watt. — Dental Cosmos (1857). Assoc. de chir. dent. du Mississipi.
Witzel (Dr Adolphe). — Traitement antiseptique des maladies de la pulpe. *Progr. dent.*, 1879. — *Odontologie*, 1886-87 et 88.

TABLE DES MATIÈRES

IMPRIMERIE LEMALE ET Cie, HAVRE

A LA MÊME LIBRAIRIE

IMPRIMERIE LEMALE ET Cie, HAVRE

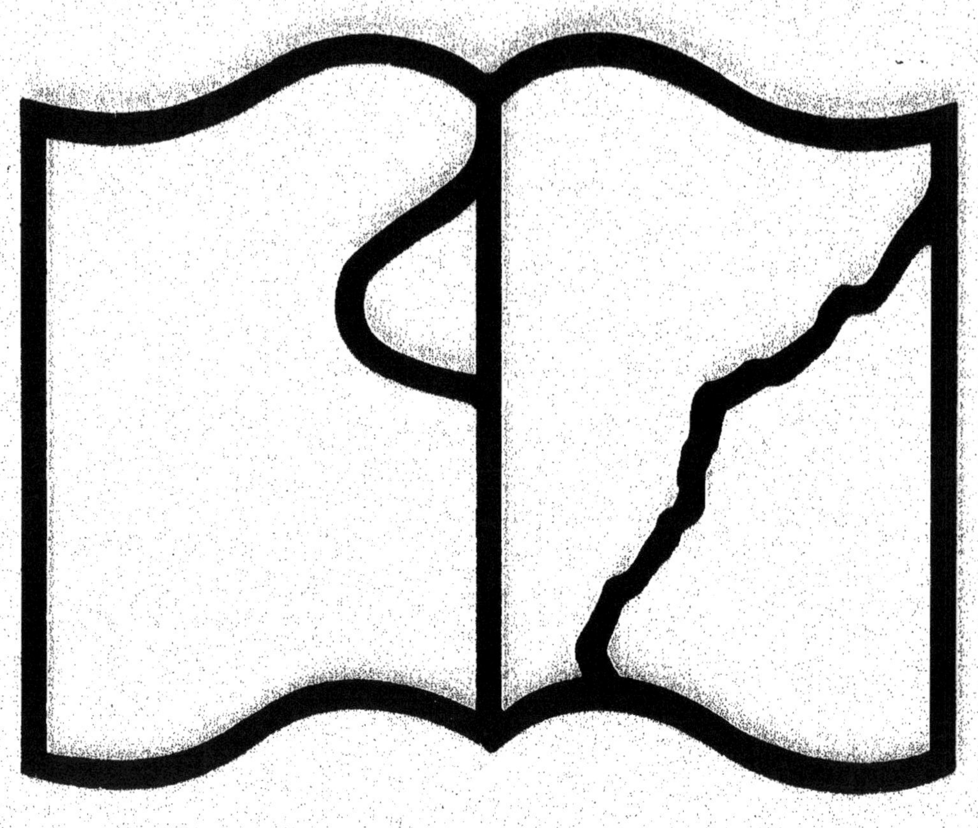

Texte détérioré — reliure défectueuse

NF Z 43-120-11

www.ingramcontent.com/pod-product-compliance
Ingram Content Group UK Ltd.
Pitfield, Milton Keynes, MK11 3LW, UK
UKHW020326230726
13925UKWH00002B/644

9 782016 201909